当代外科常见病诊疗实践

苑文明　主编

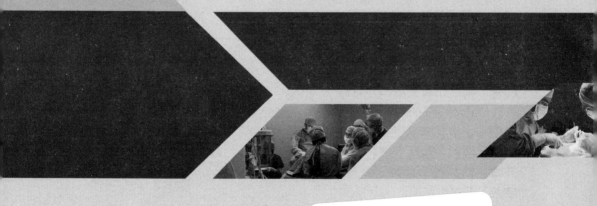

江西科学技术出版社

图书在版编目（CIP）数据

当代外科常见病诊疗实践 / 苑文明主编. — 南昌：江西科学技术出版社, 2019.3（2023.7重印）
ISBN 978-7-5390-6782-7

Ⅰ.①当… Ⅱ.①苑… Ⅲ.①外科 – 常见病 – 诊疗
Ⅳ.①R6

中国版本图书馆CIP数据核字（2019）第053527号

国际互联网（Internet）地址：
http://www.jxkjcbs.com
选题序号：KX2019064
图书代码：B19033-102

当代外科常见病诊疗实践　　　　　　　　　　　　　苑文明　主编

出版发行	江西科学技术出版社
社址	南昌市蓼洲街2号附1号
	邮编：330009　电话：（0791）86623491　86639342（传真）
印刷	永清县晔盛亚胶印有限公司
经销	全国各地新华书店
开本	787 mm×1092 mm　1/16
字数	220千字
印张	12.25
版次	2019年3月第1版　2023年7月第2次印刷
书号	ISBN 978-7-5390-6782-7
定价	68.00元

赣版权登字-03-2019-090

前　言

随着科学技术的发展，临床外科也在逐步发展，而普通外科是临床外科的基础，也随之有了很大的进步。围手术期各种措施的改进与提高，促进了手术的顺利进行。临床营养的支持和抗生素的应用，使患者的术后生存率和生活质量得到了很大的提高。在此，为了紧跟医学发展潮流，从而提高诊疗水平和规范医疗行为，更好地为患者解除病痛，编者特撰写了《当代外科常见病诊疗实践》一书。

本书先介绍了无菌术、手术基本技术以及普外科临床操作技术的方法，其次介绍了外科感染、创伤与烧伤的基本操作技术。重点介绍了普外科常见病例如甲状腺疾病、腹部损伤、急性腹膜炎、胃十二指肠疾病、小肠疾病、阑尾疾病、结肠、直肠、肛管疾病、门脉高压症、胆道疾病、胰腺疾病、脾脏疾病、上消化道出血、腹外疝、以及腹壁、腹膜、肠系膜及大网膜疾病的诊疗方法。本书在内容编排上侧重于常见病、多发病。对普外科常见病的诊断、检查方法和治疗做了详细的介绍，希望对临床工作者提供帮助。

由于编者水平有限，编写时间仓促，疏漏之处恐在所难免，恳请广大读者和同行们批评指正，以期再版时予以改进、提高，使之逐步完善。

目　　录

第一章　无菌术与手术基本技术

第一节　无菌术

一、无菌术

在人体和周围环境中普遍存在各种微生物。在手术、穿刺、插管、注射及换药等过程中,必须采取一系列严格措施,以防止微生物通过接触、空气或飞沫进入伤口或组织。无菌术就是针对微生物及其感染途径所采取的一系列预防措施,也是临床医学的一个基本操作规范。无菌术的内容包括灭菌、消毒、操作规则及其管理制度。从理论上讲,灭菌是指杀灭一切活的微生物(含细菌芽胞),而消毒则是指杀灭病原微生物和其他有害微生物,但并不要求清除或杀灭所有微生物(如芽胞等)。灭菌和消毒单从概念来看有程度上的区别,但都必须杀灭所有病原微生物和其他有害微生物,从而达到无菌术的要求。无菌术应贯穿于术前、术中和术后的各项有关处理中,对无感染的外科患者起到预防作用,对已有感染的外科患者起到防止感染扩散和交叉感染的作用。

二、灭菌与消毒方法

(一)物理灭菌法

1.高温法　高温所产生的热力能使细菌或其他微生物的蛋白质变性、酶失活、细胞膜融化而灭亡。常用的高温热力灭菌法包括:

(1)高压蒸汽法:是利用高压下水的沸点相应增高,高温蒸汽借助高压穿透力也增强,可在短时间内杀灭能耐高温的手术器械和物品上的致病微生物。目前应用最普遍,效果很可靠。高压蒸汽灭菌设备有下排气式和预真空式两种,前者应用最多,当压力升至104.0～137.3kPa,温度可达121～126℃,维持30分钟即可杀灭包括细菌芽胞在内的所有微生物。高压蒸汽灭菌法用于能耐高温的物品,如金属器械、玻璃、搪瓷、敷料、手术衣、橡胶制品等。各种物品的灭菌时间有所不同,物品经高压灭菌后,应标明灭菌时间,灭菌后物品一般可保持包内无菌2周。

使用高压蒸汽灭菌器的注意事项:①需灭菌的各种包裹不宜过大,上限为40cm×30cm×30cm。包扎也不宜过紧;②灭菌器内的包裹不宜排得过密,以免妨碍蒸汽透入,影响灭菌;③预置专用的包内及包外灭菌指示纸带,在压力及温度达到灭菌标准条件并维持15分钟时,指示纸带即出现黑色条纹,表示已达到灭菌要求;④易燃和易爆品如碘仿、苯类等,禁用高压蒸汽灭菌法;⑤瓶装液体灭菌时,只能用纱布包扎瓶口,如果要用橡皮塞,应插入针头以排气;⑥已灭菌的物品应注明有效日期,并需与未灭菌的物品分开放置;⑦高压灭菌器应由专人负责。

(2)煮沸法:在水中煮沸至100℃并持续15～20分钟,一般细菌即可被杀灭,但带芽胞的细菌至少需煮沸1小时才能被杀灭。高原地区气压低,水的沸点亦低,煮沸灭菌的时间需相应延长。海拔高度每增高300m,灭菌时间应延长2分钟。为节省时间和保证灭菌质量,高原地区可用压力锅做煮沸灭菌。压力锅的蒸气压力一般为127.5kPa,锅内最高温度可达124℃左右,10分钟即可灭菌。

(3)火烧法:适用于金属器械的灭菌。将器械置于搪瓷或金属盆中,倒入95%乙醇少许,点火直接燃烧,也可达到灭菌目的。因此法常使锐利器械变钝,又会使器械失去原有的光泽,故仅用于急需的特殊情况。

2.紫外线　可杀灭悬浮在空气中和依附在物体表面的微生物(包括细菌、真菌、支原体和病毒等,但对没有直接照射的部位无效),所以常用于室内空气的灭菌。适用于手术室、换药室和隔离病房等处的空气灭菌。

3.电离辐射　适用于不耐热物品的常温灭菌,又称为"冷灭菌"。如抗生素、激素、维生素等制备过程中的灭菌,尤其对一次性应用的医疗器材,以及移植和埋植的组织和人工器官、节育用品等特别适用。

(二)化学消毒法

1.药液浸泡法　适用于锐利器械、内镜和腹腔镜等不适于热力灭菌的特殊手术器械的消毒。常用的化学灭菌剂和消毒剂有下列几种:

(1)2%中性戊二醛水溶液:浸泡消毒时间为30分钟,灭菌时间为10小时。常用于刀片、剪刀、缝针及显微器械的消毒。应每周更换一次药液,加入0.5%亚硝酸钠可防腐。

(2)70%乙醇:浸泡时间为30分钟。目前较多用于已消毒过的物品的浸泡,以维持消毒状态。乙醇应每周过滤,并核对浓度一次。

(3)10%甲醛溶液:浸泡时间为20～30分钟。适用于输尿管导管等树脂类、塑料类以及有机玻璃制品的消毒。

（4）1：1000 苯扎溴铵（新洁尔灭）溶液：浸泡时间为 30 分钟。可用于刀片、剪刀及缝针的消毒，但因其消毒效果不及戊二醛溶液，故目前常用于已消毒的持物钳的浸泡。

（5）1：1000 氯己定（洗必泰）溶液：浸泡时间为 30 分钟。抗菌作用较苯扎溴铵强。

（6）碘伏：是目前应用最广泛的新型广谱强效消毒剂，也叫络合碘。常用的是PVP-I（聚乙烯吡咯烷酮碘，又称聚维酮碘）可杀灭病毒、真菌、细菌及芽胞，作用持久、毒性低、不致敏，对皮肤、黏膜、伤口无刺激，不需脱碘。碘伏已替代碘酊广泛应用于患者伤口、手术区皮肤、手术人员手臂的消毒和医疗器械的浸泡灭菌。用于皮肤消毒可维持 2～4 小时，用于器械消毒浸泡时间为 10～30 分钟。

2.蒸汽熏蒸法

（1）乳酸蒸汽熏蒸法：用于手术室空气的常规消毒。

（2）甲醛蒸汽熏蒸法：由于甲醛蒸汽刺激性强，对人体有害，所以主要用于严重污染后（如破伤风、气性坏疽患者术后）的手术室空气消毒。

（3）环氧乙烷：该气体消毒特别适用于不耐高热和温热的物品，如精密器械、电子仪器、光学仪器、起搏器等，无损害和腐蚀等副作用。

三、手术洗手方法和原则

手术人员进入手术室后，先更换手术室准备的清洁鞋和衣裤，戴好帽子和口罩。帽子要盖住全部头发，口罩要盖住口鼻。剪短指甲，去除甲缘下积垢，再清洁洗手、消毒手臂。手臂消毒法仅能清除皮肤表面的细菌，并不能消灭藏在皮肤深处如毛囊、皮脂腺等处的细菌，所以在手臂消毒后，还要穿无菌手术衣和戴无菌橡胶手套，以防止这些细菌污染手术切口。

依据清洁洗手后所使用消毒液的不同，常用的手臂消毒法有：

1.肥皂水刷手法

（1）先用肥皂将手臂清洗一遍，流水冲净。

（2）再用无菌毛刷蘸煮过的肥皂软膏刷洗手臂。由远及近，交替刷洗，即刷完两手，再刷两前臂，最后刷两上臂，从指尖刷到肘上 10cm 处。手部刷洗要先指后掌，先掌面后背侧，应注意甲缘、甲沟及指蹼、皮肤皱纹等易藏垢纳菌处的刷洗。刷完一遍，手朝上、肘朝下，用流水冲去肥皂水，先冲手，再冲前臂，最后冲上臂，使水自手或上臂流向肘部。按上述方法刷洗 3 遍，共约 10 分钟，整个刷洗过程中应始终保持屈肘、手和前臂向上的姿势。

（3）用无菌毛巾由手到上臂顺序擦干,擦过臂肘的毛巾不可再返擦手部。擦完一只手臂后,将毛巾翻转或更换毛巾用相同方法擦干另一只手臂。

（4）刷手后为进一步减少双手带菌量,将手臂浸泡在70％的乙醇(或1∶1000氯己定)桶内5分钟,浸泡至肘上6cm。

（5）浸泡后保持拱手姿势,自然晾干后穿手术衣,戴手套。

2.灭菌王刷手法

（1）用流水将前臂清洗一遍。

（2）用无菌刷或无菌纱布蘸取灭菌王3～5mL,或用吸足灭菌王的纱布刷洗双手、前臂、上臂至肘上10cm,时间3分钟,只需一遍。

（3）用流水冲净,无菌巾或无菌纱布擦干。

（4）用浸透灭菌王的纱布从手指尖涂擦到肘上6cm处,自然干燥后穿手术衣,戴手套。

3.碘伏刷手法

（1）用肥皂水刷洗双手、前臂至肘上10cm,刷两遍共5分钟。

（2）用流水冲净,无菌巾擦干。

（3）最后用浸透碘伏的纱布涂抹双手和前臂两遍,稍干后穿手术衣,戴手套。

由于新型消毒剂可使刷手时间缩短、消毒效果增强、维持时间延长,所以肥皂水刷手法现已被各种新型消毒剂的刷手法所替代。但需强调的是:无论采用哪种刷手消毒方法,都应遵循肥皂水刷手法的基本顺序和原则,即由远及近,交替刷洗,先指后掌,先掌面后背侧,刷洗过程中应始终保持屈肘、手和前臂向上的姿势,刷手后手臂不可再触及未经消毒的任何物品。

如手术完毕,手套未破,需连续施行另一手术时,不需重新刷手,仅需浸泡在70％乙醇中5分钟,或蘸取3～5mL消毒剂涂抹双手及前臂,即可穿手术衣,戴手套。若前一次手术为有菌手术,应重新刷手。

四、患者手术区的准备

目的是消灭拟做手术切口处及其周围皮肤上的细菌。手术前1天,如皮肤上有较多油脂或胶布粘贴的残迹,可先用汽油或松节油拭去。用备皮刀剃除毛发,洗净皮肤,俗称“备皮”。对于非急症手术,若发现皮肤切口处有皮疹、毛囊炎、疖肿等炎症,应延期手术,以免切口感染。

手术开始前,由洗好手的第一助手执有齿卵圆钳,夹持折叠成方块的纱布,在盛有0.5％碘伏溶液或其他皮肤消毒液的盘中浸透,自手术区中心向周围顺序涂擦

1 遍皮肤。涂擦时可按拟定切口两侧一边一抹的方式自内向外扩展消毒范围,也可先由内向外消毒好切口一边,然后翻转碘伏纱布块再消毒另一侧。无论采用哪种方式,均需稍重叠消毒的碘迹,而不应留下未消毒的空白皮肤,已经接触污染部位的药液纱布,不应再返擦清洁处。一般消毒 3 遍。若使用 2%～3% 的碘酊消毒,待碘液蒸干后,需用浸有 70% 乙醇的纱布块再涂擦 2 遍脱碘。乙醇脱碘应与碘酊的涂法相同,也应遵循由中心向周围的顺序,先在碘迹范围内涂擦,最后才涂擦周边部位。而感染伤口或肛门手术区消毒,则应从周围逐渐向伤口或肛门处反向涂擦,以免细菌污染周围皮肤。无论由中心向周围消毒还是由周围向中心消毒,消毒范围要求至少距离手术切口 15cm 以上。如手术有延长切口的可能,则应事先相应扩大皮肤消毒范围。人体不同部位的手术,有其常规的消毒范围。还可用 1：1000 苯扎溴铵溶液涂擦两遍。对婴儿、面部皮肤、口腔、肛门、外生殖器等部位,应选用刺激性小、作用较持久的 0.75% 吡咯烷酮碘消毒。在植皮时,供皮区的消毒可用 70% 乙醇涂擦 2～3 次。

五、手术进行中的无菌原则

1.手术人员穿无菌手术衣和戴无菌手套后,其肩以上、腰以下、背部及低于手术台面的布单均属有菌区域,自己的无菌部位或无菌物品不得再与之接触。

2.不可在手术人员的背后传递手术器械及用品。坠落到无菌巾或手术台边以外的器械物品,不准拾回再用。

3.手术中如手套破损或接触到有菌地方,应更换无菌手套。如前臂或肘部触碰有菌地方,应更换无菌手术衣或加套无菌袖套。如无菌巾、布单等物已被湿透,其无菌隔离作用不再完整,应加盖干的无菌布单。

4.同侧手术人员如需调换位置,应先退后一步,然后转身背对背地到达另一位置,以防污染。

5.手术开始前要清点器械、敷料,手术结束时,检查胸、腹等体腔,待核对器械、敷料数无误后,才能关闭切口,以免异物遗留腔内。

6.切口边缘应以无菌大纱布垫或手术巾遮盖,并用巾钳或缝线固定,仅显露手术切口。术前手术区粘贴无菌塑料薄膜可达到相同目的。

7.做皮肤切口和缝合皮肤前,需用 70% 乙醇或碘伏再涂擦消毒皮肤一次。

8.切开空腔脏器前,要先用纱布垫保护周围组织,以防止或减少污染。

9.参观手术的人员不可太靠近手术人员或站得太高,也不可在室内随意走动,一般一台手术参观人员最多 2 人,若正处于上呼吸道感染时期,则不能参观手术。

10.手术进行时不应开窗通风或用电扇,室内空调机风口也不能吹向手术台。

第二节　手术基本操作技术

一、常用手术器械及物品

外科手术所用器械的种类很多,不同的手术所用的手术器械也不相同。常用的外科基本手术器械可分为刀、剪、钳、镊、针、牵开器和吸引头七类。术中常用的物品还有缝线、敷料、引流物等。

(一)常用的手术器械

1.手术刀　由刀柄和刀片(能自由装卸)两部分组成,安装时以持针钳夹持刀片前端背侧,与刀柄头槽对合,往后拉,使刀片卡入刀柄槽内;用毕再以持针钳夹持刀片的尾端背侧,稍加提起往前推即可取下。手术刀的刀刃用于切开组织,刀柄可做分离。正确的执刀法:①执弓式。常用做皮肤、筋膜等坚韧组织的切开,切时腕部用力,整个上肢协调移动配合。②执笔式。多用于切开腹膜,或用圆头小刀片解剖血管、神经等,进行各种精细操作。③抓持式。一般用于截肢时的大幅度切割。④反挑式。用尖头小刀片,手指用力,反向挑开浅部脓肿或胆总管前壁,可避免损伤深部组织。

此外还有高频电刀,是一种取代传统手术刀进行组织切割的电手术器械。它与传统手术刀相比,可明显减少手术出血量,从而缩短手术时间,切割同时还具有止血的效果。

2.手术剪　根据用途分为线剪、组织剪。线剪多为钝头直剪,用以剪断缝线、敷料及引流物等;组织剪刃薄、锐利,型号较多,用来解剖、剪断或分离剪开组织,浅部操作可用短直剪,深部则用长弯剪。正确持剪刀法,为拇指和第四指分别插入剪刀柄的两环,中指放在第四指环的剪刀柄上,食指压在轴节处起稳定和向导作用,有利操作。

3.组织镊　分有齿、无齿两类,有齿镊用于夹持皮肤、筋膜、肌腱等坚韧组织,以便缝合;无齿镊则可夹持黏膜、腹膜、肠壁、神经鞘、血管外膜等较脆的组织,以利解剖、分离、重建。

4.止血钳　又称血管钳,用以钳夹血管或出血点,也可用来钝性分离组织、拔针牵线、钳闭引流管,但不宜夹持皮肤、脏器及较脆弱的组织。止血钳有直、弯之分,有齿、无齿之别。直钳主要用于浅部止血,中型弯钳常用作深部止血和分离组织,蚊式钳仅用于精细手术的分离和止血,有齿血管钳(Kocher 钳)用于钳夹易滑脱的肌、胃壁等。止血钳的正确操持方法与手术剪相同。术中常需左、右两手撑开止血钳,左手开钳法。

5.组织钳　又称 Allis 钳,因头端有一排细齿,故习称鼠齿钳。持力较好,对组织的压榨比血管钳轻,常用于夹持皮肤、筋膜或被切除的组织等。使用方法同止血钳。

6.巾钳　常用于固定手术巾等,执持或撑开与止血钳同法。

7.卵圆钳　头端为一卵圆圈,亦称圈钳,分有齿槽、无齿槽两种。前者夹持敷料,用于皮肤消毒。后者不损伤组织,可钳夹胃、肠、大网膜,又称海绵钳。

8.持针钳　也称持针器,柄长有力,只用作持针缝合,一般以钳端夹持缝针的中、后 1/3 处。持拿方法分三种:①指套法:与止血钳拿法相同。②掌握法:有时为了缝合方便,可不将拇指、无名指套入钳环内,而是用手掌握拿持针钳,俗称"满把抓"。③掌指法:拇指套入钳环内,食指压在钳的前半部做支撑引导,其余三指压钳环固定于掌中。拇指可以上下开闭活动,控制持针钳的张开与合拢。

9.缝针　有直针和弯针两种。直针可不需持针钳夹持,直接用手持针操作,但已少用。目前临床多用弯针进行各种组织缝合,弯针根据针体形状分圆针、三角针两种,圆针损伤虽小,但穿透力弱,常用于缝合胃肠、腹膜、血管等阻力较小的组织;三角针穿透力强,然而损伤较大,仅用于缝合阻力较大的皮肤、软骨等。另有无损伤缝合针线。

10.探针　分圆形和有槽两种。圆形探针可根据需要随意弯曲,主要用于探查瘘管;有槽探针放在待切开的组织下保护,可避免刀刃损伤深层结构。

11.刮匙　有直、弯两型,用以刮除感染肉芽及死骨。

12.牵开器　俗称拉钩,在术中显露深层组织,为术者开阔视野时使用。分手持、自动两种,为方便操作,有不同形状、大小、深浅等型号。如牵开腹壁用直角拉钩、牵开内脏用 S 形拉钩、牵开头皮或肌肉组织用爪形拉钩等。

13.吸引器　由泵、吸引头、硬胶管、收集瓶等几部分构成,术中用于清除脓液、积血、冲洗液等,颅脑手术时尚可代刀切开(吸去)脑组织。

(二)缝线

缝线一般用于结扎血管和缝合组织。主要分丝线、肠线、合成线三类。①丝线:柔软、组织反应少,但不吸收,除不做胆道、泌尿道黏膜及子宫肌层缝合外,使用最广;②肠线:可被吸收,但较僵硬、不耐磨损、组织反应大,仅用于不宜留下缝线的组织缝合,如泌尿道、胆总管的全层缝合(若用丝线因其是异物有利于结石形成);

③合成缝线：张力强度高，组织刺激小，其中尼龙、涤纶线等不被吸收，较僵硬；聚羟基乙酸、聚乳酸羟基乙酸线能吸收、较柔软，可兼有抗菌作用。各种缝线的粗细，以阿拉伯数字标号，0 号以上数字越大线越粗，0 号以下 0 的个数愈多线愈细，如 7 号丝线远比 1 号丝线粗，3-0 肠线则比 0 号肠线细。

二、手术基本操作技术

手术基本操作技术，包括切开、剥离、止血、打结、剪线、缝合、引流等。手术操作技术关系到手术成败，甚至患者生命安全。只有勤学苦练，才能做到解剖层次清楚、止血完善、缝合整齐。高质量的手术，强调手术操作珍惜组织、准确、规范、轻柔细致，以利愈合并减轻术后反应。

1.切开　根据手术需要及局部解剖特点，定好切口的部位、方向、长短，必要时可于体位摆好后、皮肤消毒前，用龙胆紫或碘酊将切线标出。理想的切口，应有利操作、便于暴露病灶、损伤组织少、愈合牢固且不影响功能及容貌。切开时按紧切口两侧皮肤，手术刀与皮肤垂直切入。皮肤及皮下组织力求一次切开，肌肉最好按纤维方向钝性撕开，腹膜需用组织镊或止血钳稍稍提起，然后切一小孔伸入两指保护下面的肠管，再向上、向下剪开。切开的基本要领是：①由浅而深逐层切开；②切口整齐呈单线状，即使高频电刀切开，亦应准确按切痕逐渐深入，避免反复切割、创口参差不齐；③皮肤与深层组织切口长度一致，不能外宽内窄。

2.剥离　又称分离，属暴露病灶的必要步骤，为了迅速并减少出血与损伤，多循组织间隙的解剖平面剥离。方法有：①锐性剥离：以刀剪操作，遇有血管先钳夹再切断，适用于精细解剖和紧密粘连的分割，出血少，损伤小，力求在直视下进行，以免误伤重要结构；②钝性剥离：适用于疏松组织、肌及良性肿瘤的分离，可用手指、刀柄、止血钳、卵圆钳、钳夹纱布块或纱布小球等操作。手术中锐性、钝性剥离常需配合使用。

3.止血　是手术中最重要的操作。术中止血完善，可减少出血，使术野清楚，便于手术操作而增加手术的安全性，降低术后感染率，有利于切口愈合。常用方法有：①压迫填塞止血：多以手指、纱布块、纱布垫等加压或填塞出血部位。小静脉破裂或创面广泛渗血，经于纱布或湿盐水纱布垫压迫 1～3 分钟，出血多能停止。深部伤口大量渗血，经短时压迫无效，又不能钳夹、缝扎时，可取长凡士林纱布条一至数块，加压填塞压迫止血。②钳夹止血：简便、可靠，为最常用的止血法，凡活动性出血点，可先以止血钳对准钳夹（周围组织不宜夹持过多），再选择粗细适当的丝线结扎，打结需用力适度，过重扎线可切割血管造成断裂出血，过轻致使扎线松脱或血管腔未完全闭合亦易出血,当结扎的血管较大,最好采用双重结扎。③贯穿缝扎止血:用于明显的动脉出血,先钳夹离断血管,在钳下做一"8"字缝扎,两贯穿点尽量靠近,止血效果最佳;若动脉较大,多先做一单纯结扎,再加贯穿缝扎.并打三重结。④其他止血法:如高频电刀电凝、明胶海绵贴压实质器官创面、骨蜡填塞骨腔止血等。

4.打结 结扎止血与组织缝合最终都需打结。打结方法有:①单手打结法:其特点为简便迅速,故而常用。②双手打结法:其特点为结扎较牢固,但速度较慢。③器械(持针钳)打结法:适用于深部狭小手术视野的结扎、肠线结扎或结扎线过短时。

结的种类有:①方结:由 2 个方向相反的单结组成。比较牢固,不易滑脱。②三重结:是在方结的基础上再重复第一个单结。最牢固可靠,常用于结扎重要组织。③外科结:打第一个单结时绕线两次以增加摩擦面,故打第二个单结时第一个单结不会因组织张力而松动。④假结:因打第二个单结时动作与第一个单结相同,故两个单结方向一致,假结易滑脱,避免采用。⑤滑结:打方结时如两手用力不均匀,和(或)拉线的方向错误,均可产生滑结,滑结最易滑脱,应注意避免。

5.剪线 打结完毕,应在直视下以稍张开的线剪尖沿着拉紧的缚线滑至结扣处,再将剪刀向上稍倾斜断线。残留的线头长短,依缚线的类型、结扎血管的大小、结的多少而定。线头过长不利于愈合,过短结会松开;细线留短些,粗线留长些;浅部留短些,深部留长些;结多的可留短,结少的可留长;重要部位应留长。一般丝线留 1.5mm 左右,肠线、合成线留 2.5mm 左右,三重结留线略短,结扎动脉时留线宜稍长,皮肤缝线需留 1cm 左右。

6.缝合 目的为对拢组织切缘,为愈合创造条件。不同部位和组织常采用不同的缝合针、缝合线及缝合方法。缝合方法分单纯、内翻和外翻三类,每类又有间断、连续两种。

(1)单纯缝合:是手术中最简单、最常用的缝合方法。间断缝合用于皮肤、皮下组织和腱膜的缝合。"8"字缝合为双间断缝合,用于张力大的组织、肌腱及韧带的缝合。连续缝合多用于腹膜和胃肠道后壁的内层吻合。锁边缝合用于胃肠道后壁内层的吻合,并有较明显的止血效果。

(2)内翻缝合:指将切缘翻进,缝合处外面光滑、内面粗糙,多用于胃肠道吻合,可减少术后粘连。连续全层内翻缝合,用于胃肠道吻合的前壁全层缝合。间断内翻缝合常用于包埋组织,也属于浆肌层缝合。

(3)外翻缝合:缝合时使组织边缘向外翻转,缝合后,切口外翻,内面光滑。常用于血管、胆管以及腹膜的缝合等。有时也用于缝合松弛的皮肤,以防止边缘内卷影响愈合。

(4)减张缝合:常用于腹部手术后,当切口张力过大、污染重、患者营养不良、术后切口裂开可能性较大时,多采用减张缝合。缝合时要求腹膜外全层缝合,可采用单纯间断缝合、水平褥式缝合、垂直褥式缝合。缝合打结时,常自缝线穿一硅胶管或橡皮管以防止缝线勒坏皮肤。

7.引流　凡脓肿切开、术中止血欠完善、渗血或渗液较多,空腔器官吻(缝)合口有可能漏出,以及气胸、血胸等,多需要于恰当部位放置引流物,以消除积气、积液、积血或积脓,从而防止感染并减压,利于伤口愈合。但引流物均为异物,有一定的刺激性,可导致腹腔粘连、器官压迫、延迟愈合、感染等并发症,一旦引流目的达到,宜及早拔除。可放可不放引流物时,尽量不放。凡需引流者都应做到:选用引流物的类型、大小及长短适当;所放位置正确,如脓腔、体腔的较低部位,不直接压迫重要的神经、血管及器官;体腔引流物不宜从手术切口引出,以免引起切口感染、裂开或切口疝;妥善固定,防止脱落,甚至掉入体内;保持引流通畅,导管不受压、不扭曲,及时清除管内堵塞物;密切观察并每天记录引流液的量和性状。

(1)被动引流法:常用引流物有:①乳胶片:将破损的手术手套剪裁、洗净、浸泡灭菌,临用前以氯化钠注射液冲洗,适用于皮下及浅表脓肿的引流,1~2天后拔除。②油纱布:石蜡油制备优于凡士林制备,多用于深部脓肿的压迫止血或引流,术后第3天首次换药拔除,且每次换药均更换。③烟卷引流条:由纱布卷外包剪有多个侧孔的乳胶膜缝制而成,形似雪茄烟,乳胶膜光滑,比纱布刺激小,主要用于较深部位和腹腔引流,每次换药时需转动1~2圈,并拔出少许剪短,以防与组织、器官粘紧及引流不畅,通常术后3天左右完全拔除。④乳胶管:使用最为广泛,借助重力以及引流部位与大气压差,将积聚的气、液、血、脓排出。其中半管宜做较浅部位引流;全管内端常剪成斜面状,且加剪多个侧孔,用于腹腔等引流;若并置两根乳胶管,称双管引流,不易被大网膜包裹,外端接无菌袋收集引流液,效果更好。⑤特制导管:如胆总管切开引流时用的T形管、膀胱造瘘时用的蕈形管等。

(2)主动引流法:借助体外负压吸引装置主动将积液等吸出,引流速度快,广泛用于腹内较大手术,多用双腔套管持续负压吸引。但内管管径小,易被堵塞;而外管较硬,有压迫器官导致缺血、坏死可能。其负压调控要求严格,负压太小引流不佳;负压过大,可将周围组织吸入外管侧孔,妨碍引流,甚至引起肠穿孔、腹腔内出血。

第二章　普外科临床操作技术

第一节　常用操作技术

一、常用局部浸润麻醉操作

【方法步骤】

局部浸润麻醉(局麻)一般选用 $1\%\sim2\%$ 的普鲁卡因或 $0.5\%\sim1\%$ 的利多卡因。按解剖层次分层注药,浸润一层,切开一层。肌膜面和筋膜间的神经末梢分布较多,应多注药。

【注意事项】

①局麻药宜选用最低有效浓度,并加用肾上腺素(1∶200000),以减少毒性反应。②手指、足趾、耳廓和阴茎部手术时,局麻药中不宜加肾上腺素。甲亢、高血压、心律失常、外周血管疾患患者,禁用肾上腺素。③感染或癌肿部位不宜做浸润麻醉。

二、常用浅表手术

(一)切开引流术

1.体表脓肿

【方法步骤】

局部浸润麻醉,范围较大或估计脓肿较深者可选用静脉全身麻醉。在脓肿波动最明显的部位用尖刀刺入脓肿内,向两侧挑开,使切口够大以利脓肿引流。放出脓液,留取标本送细菌培养及药敏试验。用止血钳撑开切口,并向周围轻轻分离间隔,必要时以手指伸入脓腔,将脓肿内间隔打通。用过氧化氢及稀释的络合碘盐水冲洗脓腔,脓腔内填塞入氯化钠注射液纱条以起到引流和止血的作用,伤口覆以厚层敷料。术后使用抗生素,一般术后 $2\sim3$ 天开始换药。

【注意事项】

如局部症状不明显者,应先行穿刺,抽得脓液后方可手术。切口的选择应利于脓肿的引流,必要时可行对口引流。切口的方向一般按皮纹、关节部位作横切口,有神经、血管的部位沿其走行切开。填塞的引流条尾部应留于切口外,引流物的种类和数量应作详细记录。

2.手部感染

【方法步骤】

①甲沟炎:沿患侧甲沟缘向上,作凸向指侧面的弧形切口,长度不超过甲床基底平面。用尖刀分离部分指甲上皮并将其掀起,放出脓液后,置入小片乳胶片或凡士林纱布引流。如有嵌甲,应将患侧指甲部分切除。②脓性指头炎:在指头侧面前部作一纵行切口,切口长度已达到充分引流为目的,但需距离手指远端屈曲皱纹0.5cm。切断脓腔内纤维间隔,如脓腔较大,需作对口引流。去除坏死组织,放入乳胶片引流,包扎伤口。

【注意事项】

切开引流时注意勿靠指骨太近,以免损伤指深屈肌腱膜。

(二)拔甲术

【方法步骤】

拔甲方法有二:抽拔法及卷拔法。①抽拔法:用尖刀分离指(趾)甲上皮后,将尖刀插入指(趾)甲与甲床间进行分离,以血管钳夹住甲的中部,顺水平方向抽拔。②卷拔法:用尖刀分离指(趾)甲上皮后,将指(趾)甲的一侧边缘与甲床分离,然后以直血管钳的一叶插入甲下至甲根,紧紧夹住指(趾)甲,向另一侧翻转,使指(趾)甲脱离甲床。创面用凡士林纱布覆盖。

【注意事项】

分离甲床时,动作宜轻柔,器械紧贴指(趾)甲深面,注意保护甲床及甲上皮勿使其损伤,以免新生的指(趾)甲畸形。检查拔出的指(趾)甲是否完整,防止遗留指(趾)甲碎块,以免影响伤口愈合。

(三)体表活体组织检查

【方法步骤】

①皮肤表面病变取材:慢性皮肤溃疡或肿物已破溃者,选择溃疡质较硬、隆起、不规则的部位,以利刀切取或活检钳夹取病变组织。取材部位以油纱覆盖,外用无菌敷料加以包扎。②软组织内病变取材:切开病变部位皮肤、皮下组织及筋膜,充分显露病变,如病变孤立较小,则应完整取出。如病变较大或与周围组织紧密粘连

而无法全部取出时,可行楔形切除,压迫或缝合止血,分层缝合伤口。

【注意事项】

皮肤表面活检取材时应同时多处取材,最好能切取病变与正常交界处的组织,以免漏诊。取出标本应立即放入甲醛溶液或95％的乙醇内固定,以免变性。术前应熟悉病变部位的解剖关系,仔细分离,以免损伤其周围的神经和血管。

(四)体表肿物切除术

【方法步骤】

①脂肪瘤切除术:沿皮纹方向作切口,或按肿瘤长轴作切口。切开皮肤及皮下组织,用组织钳钳夹并提起一侧皮肤,以止血钳或组织剪沿脂肪瘤外膜分离,同样方法剥离另一侧。用组织钳提起脂肪瘤,进一步分离并完整切除肿瘤。②皮脂腺囊肿切除术:以囊肿为中心,将皮肤作一梭形切口,使粘连在囊肿表面的皮肤一并切除。切开皮肤及皮下组织。用组织剪及止血钳沿囊肿壁分离,剪开其周围组织,直至将囊肿完整切除。止血后缝合皮下组织及皮肤。

【注意事项】

脂肪瘤切除术时应逐层切开,正确辨认脂肪组织与脂肪瘤。皮脂腺囊肿切除术中要细心地沿囊壁剥离,以免剥破囊壁而增加感染机会。缝合切口时不要留无效腔,防止血肿形成。较大的体表肿物切除后,皮下应放置引流条,并加压包扎。头面部体表肿物切除术时,切口应按皮纹方向慎重设计。

(五)腋臭切除术

【方法步骤】

剃尽腋毛,清洗局部。用甲紫沿毛根外围作一梭形切口标记。局部浸润麻醉。沿标记线切开皮肤、显露出脂肪层后用组织钳钳夹并提起切开的皮肤一角,将皮肤及浅层皮下组织一并切除。边切边以纱布压迫,待切除完毕后,彻底结扎止血。将皮肤皮下组织一起缝合,加压包扎。如腋毛区面积过大时,可作"Z"字形皮瓣转移缝合。

【注意事项】

术前认真清洁和严密消毒,术中应严格遵守无菌操作,防止术后发生感染。缝合时应将基底部一并缝上,消灭无效腔,减少血肿形成。双侧腋臭宜分次切除。

(六)血栓性外痔切除术

【方法步骤】

取侧卧位,用1％普鲁卡因浸润肿块四周、表面及基底部。围绕肿块中心作一与肛门呈放射状的梭形切口。切开皮肤即见紫红色血肿,用血管钳沿血肿的四周进行剥离,然后将其与梭形皮肤一并切除。创面应结扎止血,伤口内填以盐水纱布,稍加压力包扎。

【注意事项】

分离痔核时注意勿损伤肛门外括约肌。

(七)痔单纯切除术

【方法步骤】

低位硬膜外麻醉,俯卧位或膀胱截石位。会阴部消毒铺巾后,充分扩张肛门括约肌。手术从前面的痔核开始。以血管钳夹住近痔核的肛门皮肤部分向外牵引,摸清痔动脉的所在,缝扎痔动脉。然后用弯血管钳夹住痔核的隆起部分,梭形切开痔核两旁黏膜及肛门处皮肤,将扩张的痔静脉丛与肛门外括约肌分离并切除,痔核余下的血管蒂部予以缝扎,仔细止血后,间断缝合黏膜对拢即可。以同样方法处理另外的痔核。

【注意事项】

分离痔核时注意勿损伤肛门外括约肌。对黏膜的切除应尽量少,两切口间应有 1cm 以上的正常黏膜相隔,以免手术后发生肛门狭窄。

(八)诊断性腹穿

【方法步骤】

穿刺点一般选择:①脐和髂前上棘连线的中外 1/3 交界处;②经脐水平线和腋前线相交处;③耻骨联合中点和脐之间并偏向一侧。患者宜侧卧位(穿刺侧在下)。局部消毒后,一般可选用 5mL 或 10mL 空针穿刺.若患者腹壁较厚可更换细长注射针头。进针速度宜慢,当针尖穿刺腹膜时,手有落空感。抽吸到腹腔内液体后拔除穿刺针,局部按压止血。穿刺液作肉眼观察以及涂片检查、细菌培养及药敏、生化方面检验(如测定淀粉酶含量等)。

【注意事项】

穿刺点应避开手术瘢痕、肿大的肝和脾、充盈的膀胱及腹直肌。严重腹内胀气,大月份妊娠,腹腔内广泛粘连以及躁动不能合作者,不宜行腹腔穿刺。

(九)腹腔灌洗术

【方法步骤】

一般在脐下中线处作小切口或直接用套管针进行穿刺,将一多孔塑料管或腹膜透析管插入腹腔 20~30cm。如无液体抽出,注入氯化钠注射液 1000mL(10~20mL/kg)。放低导管另一端并连接无菌瓶,令液体借助虹吸作用缓缓流出。有下列情况之一即为阳性:①肉眼血性液;②有胆汁或肠内容物;③红细胞计数超过

$10000/mm^3$；④白细胞计数超过 $500/mm^3$；⑤淀粉酶高于 100 索氏单位$/100mL$。

【注意事项】

严重腹内胀气、大月份妊娠、腹腔内广泛粘连以及躁动不能合作者，不宜行腹腔灌洗。

第二节　特殊操作技术

一、消化内镜检查术

（一）胃镜

【方法步骤】

1.术前患者禁食 6 小时，禁烟 3 天以减少分泌及咽部刺激。

2.胃潴留者应禁食 3 天、输液，术前应洗胃。

3.术前应用 1％～2％的利多卡因溶液对咽部喷雾麻醉，肌内注射阿托品以缓解消化道管壁痉挛，减少胃肠壁蠕动，对精神紧张的患者可静脉缓注地西泮 10mg。

【注意事项】

对于有食管胃底静脉曲张的患者注意操作轻柔。

（二）结肠镜

【方法步骤】

1.术前良好的肠道准备至关重要，需要肠道准备 3 天。

2.第 1、2 天给予要素饮食每日 6300J（1500cal）；50％的硫酸镁 40mL、每日 2 次，同时嘱多饮水。

3.第 3 天给予禁食，补全量液体；50％硫酸镁 40mL、每日 2 次。

【注意事项】

1.由于可能行息肉切除或活检，术前需常规检查出、凝血时间及血常规。

2.腹膜炎，疑有肠穿孔、肠粘连者为检查禁忌。

3.曾行盆腔手术、患盆腔炎者需谨慎检查。

4.肠道急、慢性炎症时，不要勉强向纵深插入。

（三）胆道镜

【方法步骤】

1.包括术中胆道镜检查和术后胆道镜检查。

2.拔除 T 管后，经窦道插入胆道镜至胆道内进行检查或取石。

3.镜检后常规胆道引流管开放 1 天,如有发热、腹痛应适当延长开放时间。

【注意事项】

1.术前需将胆道镜消毒。

2.术后胆道镜检查一般需在 3 周以后,以防因窦道壁不结实而穿孔。

二、术中胆道造影、T 管造影、PTC(D)、ERCP＋EST

(一)术中胆道造影

【方法步骤】

1.术中显露胆总管,穿刺胆总管,回抽见胆汁后注入造影剂,拍片观察胆道情况。

2.亦可经胆囊管插入导管行胆道造影,造影术毕结扎胆囊管。

【注意事项】

碘过敏试验阳性者禁用。

(二)T 管造影

【方法步骤】

取头低位,抽吸 T 管内空气后,将造影剂缓慢注入,边注射边观察胆道通畅情况和肝内胆管成像情况。

【注意事项】

1.T 管造影一般选择在术后 14 天以上进行。

2.若右肝管显影不满意,可向右侧卧位。

3.术后需将 T 管开放至少 1 天,若无发热、黄疸或其他不适,可夹管后拔除。

(三)PTC(D)——经皮经肝胆道造影(引流)

【方法步骤】

1.术野消毒、铺巾后于腋中线第七或第八肋间局麻下穿刺,针刺方向指向剑突。

2.边进针边抽吸。

3.如有胆汁吸出,注入少量造影剂,若注入肝实质,则呈圆形图像且停留时间较长;若穿入肝内血管,呈树枝状影像,但稍显即逝;若穿入胆管,则显示胆管树枝样图像,且停留时间较长。

4.造影剂注入完毕后,可令患者缓慢转身,以利造影剂混匀,有助于摄片。

5.穿刺针经引流管开放,即为 PTCD。

【注意事项】

1.PTC(D)适用于梗阻性黄疸的患者。

2.出凝血时间异常、有腹水、碘过敏试验阳性者为禁忌证。

3.B超提示肝内胆管不扩张者慎用。

4.术毕监测生命体征、腹部体征,注意血象变化。

5.并发症包括:胆血瘘、胆汁性腹膜炎、胆道感染等。

(四)内镜逆行胰胆管造影＋内镜十二指肠乳头切开(ERCP＋EST)

【方法步骤】

1.术前 4 小时禁食水。

2.患者左侧半俯卧位,内镜进入十二指肠降部,找到十二指肠乳头开口插管。

3.X线透视下注入造影剂,分别显示胆道系统和胰管,显影满意后摄片。

4.对于有适应证的病例可同时行十二指肠乳头切开引流(EST)。

【注意事项】

1.十二指肠溃疡、毕Ⅱ式胃肠吻合术后、急性胰腺炎患者为禁忌证。

2.术后严重并发症包括急性胰腺炎和化脓性胆管炎,严重时可危及生命,因此在术后 1 小时及术后第 1 天早晨必须抽血查血常规和血淀粉酶,必要时可多次复查进行监测。同时注意观察生命体征和腹部体征。

三、三腔双囊管的应用

【方法步骤】

1.检查两个气囊是否漏气。

2.将三腔管用液状石蜡充分润滑后进行插管,当插管进入 50～65cm,抽到胃内容物后,向胃气囊充气并夹毕管口,将导管向外拽至有轻度张力时固定导管。

3.如患者仍有活动性出血,将食管气囊充气,使其压迫食管下段。

4.通过导管抽吸胃内容物,并用氯化钠注射液进行冲洗,必要时可向胃内注入凝血药物。

【注意事项】

1.留置三腔两囊管期间,患者头部应偏向一侧,并注意及时清除口咽分泌物,以防误吸。

2.密切观察患者情况,慎防气囊滑脱,堵塞咽喉至窒息。

3.三腔管一般放置 24 小时,如出血停止,先抽空食管气囊,后抽空胃气囊,再观察 12 小时,如止血,可拔除导管。

4.如三腔管放置时间长,需每隔 12 小时将气囊抽空 30 分钟,否则,食管胃底黏膜受压时间过长,会发生糜烂、坏死。

四、经外周静脉至中心静脉置管

【方法步骤】

1.选择静脉和穿刺点首选贵要静脉,其次选肘正中静脉,最后选头静脉。穿刺范围在肘关节下两横指内,由于右侧静脉汇入上腔静脉路径较短,因此首选右侧穿刺。

2.测量导管置入长度将患者预穿刺手臂与身体呈 90°,测量自穿刺点至右胸锁关节,然后向下至第 3 肋间。

3.建立无菌区,并给予术野消毒、铺巾。

4.静脉穿刺一手固定皮肤,另一手持针穿刺,进针角度为 15°～30°。见回血后将穿刺针与血管平行继续推进 1～2mm。然后取出穿刺针,插入并推进导管。

5.修正导管长度后安装连接器,抽回血并正压封管,最后连接肝素帽。

6.将导管固定,确定位置,拍胸片。

【注意事项】

1.输液压力不能大于 172kPa。小注射器所产生的压力要大于大注射器。应尽量使用不小于 10mL 的注射器推注液体。

2.行 CT 检查时所用高压注射泵因其压力过高,会损伤导管,应避免使用。

3.在导管置入过程中推进导管时,当导管头部到达患者肩部时,嘱患者将头向穿刺侧转 90°并低头(用下颌贴近肩部),以避免将导管误插至颈静脉。

4.操作过程中保持患者臂与身体呈 90°。

5.全过程中应严格无菌操作。

五、中心静脉插管及中心静脉压测定

(一)中心静脉插管

【方法步骤】

1.常用的中心静脉插管包括颈内静脉、锁骨下静脉、股静脉。

2.插管前术野应严格消毒、铺巾。

3.局麻下穿刺,颈内静脉沿胸锁乳突肌锁骨头的内侧缘方向向同侧乳头、针头同皮肤呈 30°～45°角进针;锁骨下静脉沿锁骨中内 1/3 交界处、锁骨下方 1cm 处进针、针尖指向同侧胸锁关节。

4.抽出静脉血后放入导丝拔除穿刺针,沿导丝放入导管,拔除导丝,固定导管。

【注意事项】

1.锁骨下静脉插管常见并发症包括:血气胸、纵隔血肿、胸腔积液。因此插管成功后可行胸部 X 线检查明确导管位置及胸腔情况。

2.颈内静脉插管常见并发症包括:颈部血肿、左侧胸导管损伤——乳糜胸。

3.严防空气栓塞。

4.注意无菌操作。

(二)中心静脉压测定

【方法步骤】

1.通过玻璃水柱测定:将有刻度的消毒玻璃柱管充满氯化钠注射液用胶皮管及三通同中心静脉导管连接,水柱零点同右心房水平对齐,将水柱向中心静脉开放,水柱会逐渐下降,其平面随呼吸上下波动。当水柱停止下降,在呼气末时读到的数值即为患者的中心静脉压。

2.可用监测仪测定。

【注意事项】

1.正常值为 $6\sim12cmH_2O$。

2.水柱的高度应足够高,以免测量不准确。

六、动脉插管及动脉血压监测

【方法步骤】

1.包括桡动脉插管和股动脉插管,但前者更常用。

2.插管前注意无菌操作。

3.桡动脉插管选择桡骨颈突水平,桡动脉搏动最明显处穿刺;股动脉插管在腹股沟韧带下 2cm 处穿刺。

4.穿刺成功后固定导管,同监测仪相连接,进行动脉血压监测。

【注意事项】

1.常见的并发症为血栓形成,但桡动脉血栓多不会出现缺血性损害,且数月后多可再通;股动脉血栓脱落可阻塞下肢远端动脉,造成缺血性改变。

2.拔除导管后注意压迫,防止血肿形成或假性动脉瘤形成。

七、环甲膜切开术

【方法步骤】

1.患者仰卧,肩下垫高,头部后仰,保持颏尖对准胸骨上切迹。

2.在甲状软骨与环状软骨间作横行切口,切开皮肤、皮下组织。

3.左手示指插入切口,摸清环甲筋膜及环状软骨上缘后,用尖刀沿手指上缘刺入环甲筋膜,并扩大切口,插入合适的气管套管。

【注意事项】

1.注意环甲筋膜切口应接近环状软骨的上缘,避免损伤环甲动脉的吻合支。

2.由于本手术是应急手术,一般需在手术后48小时内行常规气管切开术,并缝合环甲筋膜切口。因环甲筋膜处气管套管放置过久,将使声门下水肿,环状软骨坏死,造成喉狭窄。

八、气管插管

【方法步骤】

1.患者仰卧,头部垫高,使口腔和气管呈喉镜检查位。双手于患者下颌部作Esmarch手法,使颈前部略伸直、口腔张开。

2.右手持喉镜自右口角放入口腔,将舌头推向左方,然后用左手持喉镜,缓慢向前推进,显露悬雍垂。以右手示指勾住上齿列,拇指顶住喉镜并继续向前推进,至看见会厌软骨。左手将喉镜向上、向前提起,即可显露声门。

3.右手持气管导管后端,使其前端自右口角进入口腔,用旋转力量使其经声门插入气管。

4.拔除导管管芯,放置牙垫,拔除喉镜。固定并观察胸部呼吸运动,听呼吸音,以明确导管位置是否合适。

【注意事项】

1.术前需将义齿取出,明确有无活动牙齿,以防插管过程中脱落入气管中。

2.动作应轻柔,以避免造成额外损伤。

3.插管过深可插入支气管内,导致缺氧或一侧肺不张。

九、气管切开术

【方法步骤】

1.术者以左手拇指和中指固定环状软骨,在甲状软骨下缘沿颈前正中线向下达胸骨上切迹切开皮肤、皮下组织及颈阔肌。

2.切开颈白线,用血管钳分离颈前肌群。均等力量向两侧牵开切口,务必使气管保持正中位。在正中位扪及有弹性的管状物即气管。可卡因麻醉气管黏膜后将气管前筋膜与气管一并切开。

3.气管切开后,用弯血管钳撑开气管,吸净气管内分泌物,解除阻塞后放入气管套管。

【注意事项】

1.注意应将气管前筋膜同气管一并切开,由于胸腔负压大,空气可经气管前筋膜切口进入纵隔引起纵隔气肿。

2.第一软骨环不能切断,否则术后可能发生喉狭窄。

3.切开软骨环通常用尖刀沿气管正中线由下向上挑开,刀尖不可刺入过深,以免损伤后壁造成气管食管瘘。

十、胰腺特殊检查方法

(一)经皮肝穿刺门静脉置管取血测定(PTPC)

【方法步骤】

1.本操作需在血管造影室进行。

2.术野消毒、铺巾后,取右侧肋膈角与腋中线交界处略前方为穿刺点,局麻后切开皮肤,用 PTCD 针向肝门方向水平穿刺,进针深度以接近肝门为宜。

3.注入造影剂,可见树枝状门静脉显影,停止注药后很快消失,放入导丝,使其顶端进入脾静脉,沿导丝将导管插入脾静脉直到脾门。

4.拔除导丝,以脊柱为标记,每后退 1cm 取血 3mL。所有取血的部位以图标记好送实验室检查。

【注意事项】

1.PTPC 对胰岛素瘤的定位准确率达 80%。

2.术前需禁食水。

3.有出血倾向、肝肾功能异常或碘过敏阳性患者为禁忌证。

(二)静脉置管动脉刺激取血测定(ASVS)

【方法步骤】

1.本操作需在血管造影室进行。

2.局麻下行左股静脉穿刺,将导管尖端插入到右肝静脉内。满意后作右股动脉穿刺,选择胃十二指肠动脉。脾动脉近端、肠系膜上动脉和肝固有动脉。

3.定位胃泌素瘤从胃十二指肠依次置管,注药前由肝静脉取血测定免疫活性胃泌素(IRG)的基值,然后迅速由动脉导管注入 secretin,每次量为 20～30 单位,注药后 20s、40s、60s、90s 和 120s 时由肝静脉抽血测定 IRG。

4.定位胰岛素瘤操作同定位胃泌素瘤,但每一选择动脉内注入药物为葡萄糖酸钙,药量为每千克体重 0.0125mmol 的 Ca^{2+},用盐水稀释到 5mL。注药后抽血测定胰岛素水平。

【注意事项】

1.术前禁食水。

2.有出血倾向、肝肾功能异常或碘过敏阳性患者为禁忌证。

第三章　外科感染

第一节　浅部化脓性感染

一、疖

疖是单个毛囊及其周围组织的急性化脓性感染。病菌以金黄色葡萄球菌为主,偶可由表皮葡萄球菌或其他病菌致病。

【诊断】

1.临床表现　皮肤红、肿、痛,范围直径不超过 2cm。化脓后其中心处先呈白色,继而破溃流脓,并出现黄白色脓栓。常发于易受摩擦和皮脂腺丰富的部位。全身多处同时或反复发生者称疖病。单一疖肿一般无明显全身症状,位于颜面部危险三角区的疖肿在受到挤压后,可引起颅内化脓性感染等严重后果;疖病常有发热、食欲缺乏等全身症状。

2.实验室检查　有发热等全身反应者应化验血常规;疖病者应查血糖、尿糖,进行脓液或血的细菌培养及药物敏感试验。

【鉴别诊断】

1.痤疮感染　病变小,顶端有点状凝脂。

2.皮脂腺囊肿　感染前已形成圆形无痛性肿物较长时间,表皮上有时可查见一开口小孔。

3.痈　病变范围大,中心部位出现多个脓栓,继而破溃、坏死。常有全身症状,区域淋巴结肿大。

【治疗原则】

以局部治疗为主,争取在早期促使炎症消退,局部化脓时及早使脓排出体外,及时消除全身症状。

1.红肿期:局部可热敷、理疗或药物外敷(如 20%鱼石脂软膏等)。

2.脓肿期:见脓点或有波动感时,用苯酚点涂脓点或用针头、刀尖剔出脓栓(勿用一般的切开法）。禁忌挤压化脓病变。

3.全身反应明显时,辅以全身抗菌药物。

二、痈

是邻近的多个毛囊及其周围组织的急性化脓性感染,或由多个疖相互融合而成。病菌以金黄色葡萄球菌为主。

【诊断】

1.临床表现　常见于糖尿病患者与身体衰弱者,好发于皮肤韧厚的颈、背部,有时也见于上唇和腹壁。早期小片皮肤肿硬、色暗红,边界不清,其中有几个凸出点或脓点,疼痛;继而,皮肤肿硬范围增大,脓点增大、增多,中心处表面紫褐色,至破溃后呈蜂窝状。常伴有畏寒、发热、头痛、乏力等全身症状,区域淋巴结肿大、疼痛等。

2.实验室检查　血常规检查可见血白细胞及中性粒细胞计数增多。可进行脓和血的细菌培养、药物敏感试验。应注意患者有无糖尿病、低蛋白血症等。

【治疗原则】

1.全身治疗:适当休息,加强营养。

2.局部处理:湿敷或药物外敷,配合局部理疗。

3.抗生素治疗:通常首先选择抗革兰阳性球菌的抗生素。此后还可以根据临床效果或细菌学检查结果进行调整。

4.积极治疗合并的糖尿病或营养不良。

5.病变出现多个脓点、表面紫褐色或已破溃流脓,必须及时切开引流。采取十字、双十字或井字形切口,长度应超过炎症范围少许,深达筋膜,彻底清除坏死组织。如创面大,待肉芽组织健康后,可考虑植皮。

三、丹毒

丹毒是皮内淋巴管网受乙型溶血性链球菌侵袭所致。

【诊断】

1.临床表现　病变多见于下肢、面部,有时可在其他部位。发病即可有恶寒发热、头痛、全身不适等。皮肤发红、灼热、疼痛、稍微隆起,境界较清楚。病变范围扩展较大,有时可起水疱,其中心处红色稍褪,隆起也稍平复。近侧的淋巴结常肿大、有触痛。病变一般不化脓,少见组织坏死。本病可反复发作而形成局部皮肤象皮肿。

2.实验室检查 血常规检查可见血白细胞及中性粒细胞增多。

【治疗原则】

1.抗菌药物治疗:是主要治疗手段,常用青霉素等。在全身和局部症状消失后,应继续使用5～7天。

2.局部处理:药物外敷(如50％硫酸镁、4％硼酸溶液或金黄散等中药),配合局部理疗。

3.积极治疗与丹毒相关的足癣、口腔溃疡或鼻窦炎等。

四、急性淋巴管炎和淋巴结炎

淋巴结和淋巴管炎是病菌侵入淋巴系统所致,可发生在人体各部位。浅部急性淋巴结炎的部位多在颈部、腋窝和腹股沟;浅部急性淋巴管炎在皮下结缔组织层内。急性淋巴管炎可以分为急性网状淋巴管炎和急性管状淋巴管炎两类,前者即丹毒。急性淋巴管炎和淋巴结炎致病菌有乙型溶血性链球菌、金黄色葡萄球菌等。

【诊断】

1.临床表现 急性淋巴结炎时,局部先有淋巴结肿大、疼痛和触痛,可与周围软组织分辨、表面皮肤正常。病变加重时形成肿块,疼痛和触痛加重,表面皮肤可发红发热。形成脓肿时有波动感,甚至可破溃出脓。

急性淋巴管炎时,皮下浅层急性淋巴管炎在表皮呈红色线条,有轻度触痛,扩展时红线向近心端处长;皮下深层者无表皮红线,只可能有条形触痛区。

患者可有发热、头痛、全身不适及食欲缺乏等全身症状。

2.实验室检查 血常规检查可有血白细胞及中性粒细胞增多。

【治疗原则】

1.积极处理原发病灶。

2.局部可采用热敷、理疗或中药外敷。

3.一旦脓肿形成,应行切开引流术。

4.有全身症状时,可应用抗菌药物。

五、皮下急性蜂窝织炎

急性蜂窝织炎是指疏松结缔组织的急性感染,可发生在人体各部位。急性皮下蜂窝织炎是皮肤、黏膜受伤或有其他病变以后,皮下疏松结缔组织受病菌感染所致。病菌多为乙型溶血性链球菌,有的是金黄色葡萄球菌、大肠杆菌或其他型链球菌等。

【诊断】

1.临床表现　可有皮肤软组织损伤、药物注射不当或异物存留于软组织的病史。浅表急性蜂窝织炎,病变区皮肤出现明显的红、肿、热、痛,局部病变呈暗红色,与周围皮肤界限不清。病变区中央常因缺血而发生坏死。深在的急性蜂窝织炎常只有局部水肿和深在压痛。病变向周围蔓延较迅速,可形成脓肿,破溃流脓。常并发淋巴结炎。可伴有畏寒、发热、头痛、乏力、食欲减退等症状。严重者可有脓毒症症状。

2.实验室检查　血常规可见血白细胞及中性粒细胞计数增多。有脓性物时应行细菌涂片检查。病情较重时,应取血和脓作细菌培养和药物敏感试验。

【鉴别诊断】

1.急性咽峡炎　应与小儿颌下蜂窝织炎鉴别。两者均可引起呼吸急促和不能进食,但急性咽峡炎颌下肿胀较轻,而口咽内肿胀发红明显。

2.气性坏疽　应与产气性皮下蜂窝织炎鉴别。气性坏疽发病前创伤较重(伤及肌肉),伤肢或身躯已难运动;发病后伤口常有某种腥味,脓液涂片检查可大致区分病菌形态,作细菌培养更可确认菌种。

【治疗原则】

1.患部休息,营养支持治疗;改善全身状态,给予止痛、退热治疗。

2.局部应用药物湿敷或中药外敷,配合局部理疗。

3.抗生素治疗;通常首先选择抗革兰阳性球菌的抗生素,疑有肠道菌类感染时加甲硝唑;此后可以根据临床效果或细菌学检查结果进行调整。

4.对于病变的范围有不确定者可以先做穿刺,如果抽出脓液即行切开引流。

5.对下列情况应行广泛的切开引流:经前述治疗不能控制急性蜂窝织炎的扩散者;口底及颌下的急性蜂窝织炎经积极抗炎治疗无效或有造成窒息可能者;脓肿形成;病变处发现捻发音者。

第二节　手部急性化脓性感染

手部急性化脓性感染包括甲沟炎、脓性指头炎、手掌侧化脓性腱鞘炎、滑囊炎和掌深间隙感染。前两者在临床中较多见。病菌主要是金黄色葡萄球菌。

一、甲沟炎

【诊断】

临床表现:患者常有指甲旁刺伤史或嵌甲。检查可见指甲一侧或两侧甲沟红肿、疼痛或有脓性分泌物,严重时可形成甲下脓肿或甲根部脓肿。甲沟炎反复发作者,甲沟肉芽增生,指甲嵌入肉芽组织中。病情严重者可有全身感染的症状。

【治疗原则】

1.甲沟炎炎症轻微者可用局部热敷、温热水清洗,可局部使用抗生素软膏,如莫匹罗星软膏等。

2.甲沟炎严重,形成甲下脓肿或甲根部脓肿者需切开引流、指甲部分或全部拔除,并全身应用抗生素。

二、脓性指头炎

【诊断】

1.临床表现　病史中多有指端刺伤或挤压伤史。指端肿胀、跳痛剧烈。检查可见指端触痛明显,红肿或单纯肿胀;深部感染脓肿形成时,局部组织张力高皮肤反而苍白;脓肿形成后穿刺可能有少量脓液。患者可伴有发热、全身不适等症状。

2.辅助检查　病情重者X线片可见末节指骨骨髓炎表现及死骨形成。

【治疗原则】

1.患手抬高、制动;局部热敷及理疗。

2.全身使用抗生素。

3.给予镇静药或镇痛药。

4.穿刺如有脓肿形成则需切开引流。当指端疼痛剧烈、皮肤苍白及组织张力高时,即便穿刺无脓亦需在手指两侧切开减压,以防指骨坏死。在指根阻滞麻醉下,在末节指侧面作纵行切口,切口远端不超过甲沟1/2,近端不超过指节横纹,必要时在对侧也作一切口,作对口引流。

三、化脓性腱鞘炎、滑囊炎

急性化脓性腱鞘炎多为刺伤、挫裂伤及切割伤等损伤腱鞘所致,病原菌多为球菌类。腱鞘炎可并发手掌间隙感染和滑囊炎,而中指、无名指腱鞘炎可蔓延至掌中间隙感染。

【诊断】

1.临床表现　手指红肿,疼痛严重,沿腱鞘有压痛。指呈半屈曲状;手指屈伸功能受限,被动伸直时疼痛加剧。腱鞘炎蔓延导致滑囊炎时,大鱼际、小鱼际肿胀,有触痛。常伴有感染的全身症状。

2.实验室检查　血常规可见血白细胞及中性粒细胞计数增多。

【治疗原则】

1.制动,抬高患掌;局部理疗及热敷。

2.全身应用抗生素。

3.酌情给予镇静药或镇痛药。

4.当已化脓或手指软组织肿胀剧烈、张力高,有血运障碍时应及时切开引流。切口应从手指侧方作纵行切口,切口不越过手指屈曲皱褶;尺侧滑囊炎可沿小鱼际桡侧切开,桡侧滑囊炎沿大鱼际尺侧缘切开。不能等待脓肿出现才作切开引流,以避免肌腱坏死。

5.术后手指置功能位;感染控制后,立即开始作主动或被动关节活动,以防止肌腱粘连和关节僵直。

四、手掌筋膜间隙感染

由于手掌部直接损伤或手指化脓性腱鞘炎蔓延所致。

【诊断】

1.临床表现　手掌肿胀、疼痛,掌凹消失;手掌皮肤充血可不明显,而手背、指蹼红肿更为明显。检查可发现手掌压痛明显;手指呈屈曲状,被动伸直时疼痛加剧。有感染的全身中毒症状,还可能继发肘内或腋窝淋巴结肿大、触痛。

2.实验室检查　血常规可见血白细胞及中性粒细胞计数增多。

【治疗原则】

1.抬高患手,制动;局部理疗及热敷。

2.全身应用抗生素。

3.给予镇静药或镇痛药。

4.非手术治疗无效时应及早切开引流,应在全麻或臂丛神经阻滞麻醉下手术。不采用局部阻滞麻醉,因局麻加重组织肿胀且效果不佳。麻醉不良情况下难以引流彻底并可能损伤血管和神经。

5.周密设计切口,避免损伤血管和神经。掌中间隙脓肿切口选择在第2～3指间或第3～4指间指蹼纵行切口,切口不超过掌横纹。鱼际间隙脓肿的切口应在掌面肿胀有波动处（一般在屈拇肌与掌腱膜之间），不宜在"虎口"背面，以免损伤近处的小动脉。

6.术后手指置功能位；感染控制后，立即开始作主动或被动关节活动。

第三节 全身化脓性感染

当前，全身性外科感染是指脓毒症和菌血症。脓毒症是有全身性炎症反应表现，如体温、循环、呼吸等明显改变的外科感染的统称。菌血症是脓毒症中的一种，即血培养检出病原菌、有明显感染症状者。

【诊断】

1.临床表现 骤起寒战，继以高热可达 40～41℃，或低温，起病急、病情重，发展迅速；头痛、头晕、恶心、呕吐、腹胀，面色苍白或潮红、出冷汗，神志淡漠或烦躁、谵妄和昏迷；心率加快、脉搏细速，呼吸急促或困难；肝脾可肿大，严重者出现黄疸或皮肤出血瘀斑等。

2.实验室检查 白细胞计数明显增高，一般常可达（20～30）×10^9/L 以上，或降低、左移、幼稚型增多，出现毒性颗粒；可有不同程度的酸中毒、氮质血症、溶血、尿中出现蛋白、血细胞、酮体等，代谢失衡和肝、肾受损征象；寒战发热时抽血进行细菌培养，较易发现细菌。

【治疗原则】

应用综合性治疗，包括处理原发感染灶、抑制和杀灭致病菌和全身支持疗法。

1.原发感染灶的处理 清除坏死组织和异物、消灭无效腔、脓肿引流等；解除病因，如血流障碍、梗阻等因素；注意潜在的感染源和感染途径，拔除静脉导管等。

2.抗菌药物的应用 可先根据原发感染灶的性质及早联合应用估计有效的两种抗生素，再根据细菌培养及抗生素敏感试验结果，选用敏感抗菌药物；对真菌性脓毒症，应尽量停用广谱抗生素，使用有效的窄谱抗生素，并全身应用抗真菌药物。抗菌药物应足量、足够疗程，一般在体温下降、临床表现好转和局部病灶控制 1～2 周后停药。

3.支持疗法 补充血容量、输注新鲜血、纠正低蛋白血症、补充维生素等。

4.对症治疗 如控制高热、纠正电解质紊乱和维持酸碱平衡等；对心、肺、肝、肾等重要脏器受累，以及原有的并发症给予相应处理。

5.其他疗法 冬眠疗法可用于病情严重者，但对伴有心血管疾病、血容量不足或呼吸功能不足者应慎用或不用；对危重患者早期应用肾上腺皮质激素有一定效果,应在短期内大剂量冲击用药,并和抗菌药物同时应用。

第四节　厌氧芽胞菌感染

一、破伤风

破伤风是常和创伤相关的一种特异性感染。除了可能发生在各种创伤后,还可能发生于不洁条件下分娩的产妇和新生儿。病菌是破伤风梭菌,为革兰阳性厌氧菌。

【诊断】

1.临床表现　潜伏期自 24 小时至 8 周或更长不等,一般为 1～2 周。全身型的前驱症状表现为乏力、头痛、舌根发硬、咀嚼无力、吞咽不便及头颈转动不自如等;典型症状为张口困难、牙关紧闭、咀嚼肌紧张,相继脸面、颈项、躯干、四肢肌肉痉挛,面部呈"苦笑状";全身肌肉阵发性抽搐,可呈角弓反张;喉头痉挛可导致呼吸困难甚至窒息;可有高热,各种刺激,如光线、声响、震动、注射等可诱发抽搐发作。局部型潜伏期较长,症状较轻;表现为创伤部位附近或伤肢肌肉强直痉挛,不遍及全身。

2.实验室检查　很难诊断破伤风。血常规可见血白细胞增多。

【鉴别诊断】

1.化脓性脑膜炎　虽有"角弓反张"状和颈项强直等症状,但无阵发性痉挛;有剧烈头痛、高热、喷射性呕吐、神志有时不清;脑脊液检查有压力增高、白细胞计数增多等。

2.狂犬病　有被疯狗、猫咬伤史,以吞咽肌抽搐为主。喝水不能下咽,并流大量口涎,患者听见水声或看见水,咽肌立即发生痉挛。

【治疗原则】

采取积极的综合治疗措施,包括清除毒素来源,中和游离毒素,控制和解除痉挛,保持呼吸道通畅和防治并发症等。

1.伤口处理　伤口内存留坏死组织、引流不畅者,在抗毒血清治疗后,在良好麻醉、控制痉挛下进行伤口处理、充分引流,局部用 3％过氧化氢溶液冲洗。

2.中和毒素　破伤风确诊后,应立即以破伤风抗毒素(TAT)5 万 U 加入 5％葡萄糖溶液 500～1000mL 静脉滴注,此外,肌内注射 2 万～5 万 U,创口周围注射 1 万～2 万 U。以后每日肌注 1 万 U,连续 5～7 天。用药前应做皮肤过敏试验,如为阳性,应予脱敏注射法。如果脱敏注射法仍引起过敏反应,则改用人体破伤风免疫球蛋白(TIG)深部肌内注射(3000～6000U)。如无抗毒血清或 TIG 而对 TAT 过敏,可抽取已获破伤风自动免疫且血型相同的人血液 200～400mL 静脉滴注。

3.隔离患者,避免光、声等刺激　根据病情可交替使用镇静、解痉药物等。可供选用的药物有:10％水合氯醛,20～40mL/次保留灌肠,苯巴比妥钠肌注,0.1～0.2g/次,地西泮 10～20mg 肌内注射或静脉滴注,一般每日 1 次。病情较重者,可用冬眠 1 号合剂(由氯丙嗪、异丙嗪各 50mg,哌替啶 100mg 及 5％葡萄糖 250mL 配成)静脉缓慢滴入,但低血容量时忌用。痉挛发作频繁不易控制者,可用 2.5％硫喷妥钠缓慢静注,每次 0.25～0.5g,但要警惕发生喉头痉挛和呼吸抑制,用于已作气管切开者比较安全。肌松剂应在麻醉医师的配合和控制呼吸条件下应用。用药过程中均应警惕血压下降。

4.防治并发症　主要是呼吸道并发症,如窒息、肺部感染。对抽搐频繁、药物又不易控制的严重患者,应尽早进行气管切开,以改善通气、清除呼吸道分泌物,必要时可进行人工辅助呼吸。已并发肺部感染者,根据菌种选用抗生素。专人护理,防止发作时掉下床、骨折、咬伤舌等意外。严格无菌技术,防止交叉感染。

5.营养支持　注意营养(高热、高蛋白、高维生素)补充和水与电解质平衡的调整。必要时可采用全胃肠外营养支持。

6.抗生素　常用青霉素和甲硝唑,有利于杀灭破伤风梭菌。

破伤风是可以预防的。人工免疫有主动和被动两种方法。主动免疫法具体方法是:前后共注射 3 次,每次 0.5mL。第一次皮下注射(现用吸附精制破伤风类毒素)后,间隔 4～8 周,再进行第 2 次皮下注射,即可获得"基础免疫力",在 0.5～1 年后进行第 3 次注射,就可获得较稳定的免疫力。有基础免疫力的伤员,伤后只需皮下注射类毒素 0.5mL,不需要注射破伤风抗毒素。被动免疫法:对伤前未接受主动免疫的伤员,尽早皮下注射破伤风抗毒素(TAT)1500～3000U。对深部创伤、潜在厌氧菌感染可能的患者,可在 1 周后追加注射一次。

二、气性坏疽

气性坏疽是厌氧菌感染的一种,即梭状芽胞杆菌所致的肌坏死或肌炎。梭状芽胞杆菌有多种,本病主要的致病菌包括产气荚膜梭菌、水肿杆菌、腐败杆菌、溶组织杆菌等。感染常是几种细菌的混合感染。

【诊断】

1.临床表现　常有开放性创伤(特别是大血管伤、大块肌肉坏死、开放性骨折、深部穿入伤及有异物存留的非贯通伤等）史，一般潜伏期为 1～4 天。发病急，病情恶化快，初期受伤部位突然胀裂样疼痛，明显肿胀。伤口有血性混浊液体，带有气泡并具有恶臭味。局部皮肤颜色由水肿苍白，继而变为暗红，最后呈现紫黑色，皮下有捻发音.局部肌肉组织广泛坏死。全身中毒症状明显，高热可达 40℃，呼吸脉搏持续加快，烦躁不安，严重贫血，甚至出现黄疸和意识障碍。

2.实验室检查　X 线检查常显示软组织间有积气。伤口渗出物涂片染色可发现大量革兰阳性粗大杆菌。分泌物培养和厌氧培养有助于诊断。

【鉴别诊断】

1.组织间积气　可出现在食管和气管因手术、损伤或病变导致破裂逸气，体检也可出现皮下气肿，捻发音等，但不同之处是不伴有全身中毒症状；局部的水肿、疼痛、皮肤改变均不明显，随着时间的推移，气体常逐渐吸收。

2.兼性需氧菌感染　如大肠杆菌、克雷伯菌的感染也可产生一定的气体，但主要是可溶性 CO_2 气体，不易在组织间大量积聚，而且无特殊臭味。

3.厌氧性链球菌感染　也可产气，但其所造成的损害如链球菌蜂窝织炎、链球菌肌炎等，病情发展较慢，全身中毒症状较轻。及时切开减张、充分引流，应用抗生素等治疗后，预后较好。

【治疗原则】

一经诊断，需立即开始积极治疗。

1.抗生素治疗　立即给予大剂量青霉素、甲硝唑、第 3 代头孢菌素等。并根据细菌学检查及药物敏感试验结果、治疗效果调整抗生素的应用。

2.急诊清创　尽早彻底清除一切坏死组织，充分引流，解除梗阻，组织减张，改善循环，开放创面，术中术后用 3％过氧化氢或 1：1000 的高锰酸钾溶液冲洗，或用替硝唑盐水溶液冲洗及湿敷。手术过程中，不可用止血带。在肌肉广泛坏死伴有严重脓毒血症威胁生命时，应考虑早期截肢术。

3.高压氧治疗　提高组织间含氧量，造成不适合细菌生长繁殖的环境，可提高治愈率，减轻伤残率。

4.全身支持疗法　包括输血，纠正水与电解质失调、营养支持与对症处理等。

5.血浆置换疗法　对严重感染病患，此法可清除细菌与毒素。

6.严格隔离患者　销毁一切敷料、分别处理器械和用具。

第五节　手术部位感染

手术部位感染（SSI）是指围术期（个别情况在围术期以后）发生在切口或手术深部器官或腔隙的感染（如切口感染、脑脓肿、腹膜炎）。SSI约占全部医院感染的15％，占外科患者医院感染的35％～40％。

【诊断】

SSI包括切口浅部感染、切口深部感染以及器官/腔隙感染。其诊断标准分别为以下内容：

1.切口浅部感染　术后30天内发生、仅累及皮肤及皮下组织的感染，并至少具备下述情况之一者：切口浅层有脓性分泌物；切口浅层分泌物培养出细菌；具有下列症状之一：疼痛或压痛，肿胀、红热，因而医师将切口开放者；外科医师诊断为切口浅部感染（缝线脓点及戳孔周围感染不列为手术部位感染）。

2.切口深部感染　术后30天内（如有人工植入物则术后1年内）发生、累及切口深部筋膜及肌层的感染，并至少具备下述情况之一者：从切口深部流出脓液；切口深部自行裂开或由医师主动打开，且具备下列症状体征之一：①体温＞38℃；②局部疼痛或压痛；临床或经手术或病理组织学或影像学诊断发现切口深部有脓肿；外科医师诊断为切口深部感染（感染同时累及切口浅部及深部者，应列为深部感染）。

3.器官/腔隙感染　术后30天内（如有人工植入物则术后1年内）、发生在手术曾涉及部位的器官或腔隙的感染，通过手术打开或其他手术处理，并至少具备以下情况之一者：放置于器官/腔隙的引流管有脓性引流物；器官/腔隙的液体或组织培养有致病菌；经手术或病理组织学或影像学诊断器官/腔隙有脓肿；外科医师诊断为器官/腔隙感染。

SSI的发生与在手术过程中手术野所受污染的程度有关。目前普遍将切口分为清洁、清洁-污染、污染、污秽-感染切口4类。这种切口分类是决定是否需进行抗生素预防的重要依据。

SSI的病原菌可以是内源性或外源性的，大多数是内源性的，即来自患者本身的皮肤、黏膜及空腔脏器内的细菌。最常见病原菌是葡萄球菌（金黄色葡萄球菌和凝固酶阴性葡萄球菌）和肠道杆菌科细菌（大肠杆菌、肠杆菌、克雷伯菌属等）；另外，还有肠球菌、铜绿假单胞菌、厌氧菌（主要是脆弱类杆菌）等。

【治疗原则】

SSI 重点在于预防。首先是使用预防性抗生素，其主要适用于Ⅱ类及部分污染较轻的Ⅲ类切口。已有严重污染的多数Ⅲ类切口及Ⅳ类切口属治疗性抗生素应用，应在术前、术中及术后连续使用。

选择抗生素时要根据手术种类的常见病原菌、切口类别、患者有无易感因素综合考虑。原则上应选择广谱、有效（杀菌剂而非抑菌剂）、能覆盖 SSI 大多数病原菌的抗菌药物，并兼顾安全、价廉。

其他预防措施包括：作好手术前准备、使患者处于最佳状态；严格遵守手术中的无菌原则，细致操作；毛发稀疏部位无须剃毛，稠密区可以剪毛或用电动剃刀去除，必须用剃刀剃毛时（如开颅手术），应在手术开始前在手术室即时剃毛；不提倡局部用抗生素冲洗创腔或伤口；尽量缩短手术前住院时间等。

第六节　外科抗生素应用原则及选择

一、外科患者抗生素使用的基本原则

外科患者使用抗生素有两个目的：一是预防可能发生的感染，二是治疗已经产生的感染。

预防性应用抗生素的具体适应证包括以下内容：

1. Ⅱ类（清洁-污染）切口及部分Ⅲ类（污染）切口手术，主要是进入胃肠道（从口咽部开始）、呼吸道、女性生殖道的手术。

2. 使用人工材料或人工装置的手术，如心脏人工瓣膜置换术、人工血管移植术、人工关节置换术、腹壁切口疝大块人工材料修补术。

3. 清洁大手术，手术时间长，创伤较大，或一旦感染后果严重者，如开颅手术、心脏和大血管手术、门体静脉分流术或断流术、脾切除术。

4. 患者有感染高危因素如高龄、糖尿病、免疫功能低下、营养不良等。

对于气管切开、气管插管、保留尿管、中心静脉插管的患者，抗生素对预防相应的肺部感染、泌尿系感染及全身感染是无效的。预防性抗生素对大多数开放性伤口一般也是无效的。使用预防性抗生素时，应根据抗生素的抗菌谱有针对性地选择对细菌高度敏感的药物，并保证术区内组织的药物浓度大于致病菌的最低抑菌浓度（MIC）。

外科患者的治疗性抗生素是在患者有明确的外科感染的情况下使用的药物。

选择致病菌敏感的药物,并保证感染部位的药物浓度大于致病菌的最低抑菌浓度(MIC)也是治疗性抗生素使用的基本原则。在未获得致病菌培养及药敏结果前,药物的使用是一种经验性、不确切的治疗;然后应根据细菌培养和药敏结果进行调整。对于轻度感染的患者,可以采用口服抗生素治疗;重症感染患者,由于其全身不良反应的影响而无法预测胃肠道吸收情况,使体内药物浓度变得不稳定,因此应该使用静脉抗生素。多数外科感染患者均需要使用静脉抗生素。抗菌药物的剂量一般按体重计算,并结合患者年龄、肝肾功能、感染部位综合考虑。

另外,应注意:当严重感染患者,经积极抗生素治疗 1 周以上,发热等感染症状未减轻,应考虑合并真菌感染的可能。

对外科感染抗生素治疗停药的一个较好指导原则是:根据临床检查确认患者有明显的临床改善,包括精神状态改善、胃肠道功能恢复、自发性利尿等,且白细胞计数正常、体温正常 48 小时或更长后,即可停药。

二、外科患者抗生素的选择及应用

每一类抗生素有不同的作用机制,一般将抗生素分为杀菌和抑菌两大类:繁殖期杀菌剂(β-内酰胺类、万古霉素),静止期杀菌剂(氨基苷类、喹诺酮类、多黏菌素);快速抑菌剂(氯霉素、红霉素、林可霉素),慢效抑菌剂(磺胺、TMP、环丝氨酸)。在未获得致病菌的病原学检查结果前,一般应根据感染部位常见致病菌的种类选择相应敏感的抗生素。对于病原菌未明的严重感染、一种抗生素不能控制的感染、或多种细菌引起的混合感染,常需联合用药。联合用药应该注意药物的相互作用,两大类抗生素联合应用可能产生协同、累加、无关和拮抗四种结果:一般情况下,繁殖期杀菌剂和静止期杀菌剂合用可以产生协同作用,是最理想的配伍;快速抑菌剂和慢效抑菌剂合用可获得累加作用;繁殖期杀菌剂和快速抑菌剂合用可能产生拮抗,因此两者不能同时使用;其他形式的配合应用,一般不至于发生拮抗作用。

预防性抗生素选用时可参考以下方案:心血管、头颈、胸腹壁、四肢软组织手术和矫形手术,主要感染病原菌是葡萄球菌,一般首选第一代头孢菌素如头孢唑林、头孢拉定;进入腹、盆空腔脏器的手术,主要感染病原菌是革兰阴性杆菌,多使用第二、三代头孢菌素如头孢呋辛、头孢曲松、头孢噻肟;下消化道手术、某些妇产科及经口咽部黏膜的头颈手术易有厌氧菌感染,需要同时覆盖肠道杆菌及厌氧菌,一般在第二、三代头孢菌素基础上加用针对厌氧菌的甲硝唑,或用同时具有抗厌氧菌活性的哌拉西林;肝、胆系统手术,可用能在肝、胆组织和胆汁中形成较高浓度的头孢曲松或头孢哌酮;对青霉素过敏、不宜使用头孢菌素时,针对葡萄球菌、链球菌可用克林霉素,针对革兰阴性杆菌可用氨曲南,或两者联合应用。除非有特殊适应证,万古霉素一般不作预防用药;除非药物敏感试验证明有效,喹诺酮类一般亦不宜用作预防用药(其在国内有很高的革兰阴性杆菌耐药率)。下消化道手术,除术中预防用药外,术前1日要分次口服不吸收或少吸收的肠道抗菌药物(如新霉素、庆大霉素、红霉素),并用口服泻剂或灌肠清洁肠道,不需术前连用数日抗菌药物。

　　静脉使用抗生素时,应注意不同药物的给药方式。青霉素类和头孢菌素类是杀菌作用呈时间依赖性的抗生素,用药间隔时间不能太长,根据感染程度,需要每4～12小时给药一次(给药时,通常将其加入100mL液体30分钟滴入)。氨基糖苷类和喹诺酮类是杀菌作用呈浓度依赖性的抗生素,具有较长的抗菌后效应,应集中给药,前者宜将全天剂量一次给予,后者宜分两次静脉滴入。

　　预防性抗生素给药应在手术开始前15～30分钟内静脉注入,或手术前30～60分钟肌内注射。药物的有效浓度应该覆盖整个手术过程,若药物半衰期短,可于术中、术后追加给药;术野污染严重时亦可追加给药。预防性抗生素一般应短程使用,择期手术后不必再用。若患者有明显感染高危因素、应用假体及植入物时,可再用一次或数次。

第四章　创伤与烧伤

第一节　创伤

一、创伤的分类及创伤时机体的反应

外界致伤因素,包括物理性因素、化学性因素、生物性因素等,作用于人体后发生的体表或内脏结构完整性破坏的现象,统称为创伤。按致伤因素,创伤可分为刺伤、挤压伤、挫裂伤、烧伤、扭伤等;按有无体表伤口可分为:闭合伤和开放伤;按受伤部位可分为:颅脑损伤、胸部损伤、腹部损伤。

严重创伤可引起神经内分泌系统的改变,继而引起全身的代谢反应,这对维持机体内环境的稳定有重要意义。创伤发生时交感神经系统兴奋,肾上腺素等激素分泌增加,还可影响肾素.醛固酮系统的变化,下丘脑-垂体反应增加促肾上腺皮质激素和抗利尿激素的释放,有利于维持机体的血容量和循环稳定。创伤后蛋白质分解代谢增加;机体的能量需求增加,脂肪的分解代谢增加,参与能量供给;创伤后由于体内升高血糖的激素水平升高和胰岛素抵抗等内分泌改变,血糖升高明显。

创伤后可发生明显的血流动力学改变,表现为心率增加、周围血管收缩,非重要组织器官灌注减少,以保证重要生命器官的血液灌注及血流动力学稳定。创伤时胃肠道的血液供应减少,可造成胃肠道黏膜损伤,损害肠道黏膜的屏障作用,可进一步导致细菌及毒素的移位,这是创伤后期发生内源性感染并发症的可能因素。

二、创伤的修复过程及影响因素

(一)创伤组织的修复

创伤组织的修复可分为以下三个阶段:

1.纤维蛋白充填　伤后即开始,首先是伤口被血凝块充填,在随后发生的炎症反应中持续有纤维蛋白沉积于创面,起到封闭创面的作用。

2.细胞增生　是创伤修复过程中最为重要的步骤。创伤性炎症发生不久,就

有新生的细胞在局部出现,细胞增生的高峰在伤后 1～2 周。伤后可发生成纤维细胞和血管内皮细胞增生,形成新生血管,在创伤局部形成肉芽组织。成纤维细胞可合成胶原纤维和氨基多糖,前者增加肉芽组织的强度和硬度,后者是组织修复的主要基质。上皮细胞的增生可使伤口愈合。

3.组织塑形　塑形变化常需延续数周至数月。炎症细胞,如中性粒细胞和巨噬细胞,可产生胶原酶,使胶原分解。这样伤处的胶原处于动态变化之中,部分胶原和基质可能被转化吸收,使瘢痕软化又仍保持张力强度。经过塑形期,瘢痕组织内胶原纤维的排列能更好适应生理的张力作用。

(二)影响创伤修复的因素

1.感染　是破坏组织修复的最常见原因。致病菌可直接损害局部组织细胞和基质,影响创伤修复。

2.异物存留或创面组织失活　伤口内存留异物或失活组织较多时,易并发感染。而且这些异物成为机械性阻隔,影响新生的细胞和基质连接,使愈合延迟。

3.局部组织低灌注　局部血管损伤或全身休克均可引起创伤组织低灌注,组织细胞缺氧并发生代谢障碍,炎症反应和细胞增生受到抑制,使组织修复延缓。

4.局部制动不够　伤处不稳定可使新生的组织受到损伤,修复时间因此可延迟。

5.全身性因素　全身性疾病,如糖尿病、尿毒症、肝硬化等导致的营养不良、免疫功能低下影响免疫细胞功能、细胞增生和基质形成。全身应用肾上腺皮质激素、抗癌药,或接受放射治疗,均可能干扰伤口愈合。

三、创伤的急救处理和治疗原则

(一)伤情分类及判断

1.第一类　致命性创伤,指严重威胁生命的大出血、窒息、开放性或张力性气胸,应紧急手术治疗。

2.第二类　不会立即影响生命,生命体征尚稳定的创伤,可观察复苏后尽快手术治疗。

3.第三类　潜在性创伤,创伤的性质未明确,可能需要手术治疗,可严密观察,诊断明确后手术治疗。

详细询问外伤史及做细致的局部体检是诊断创伤的基本方法,患者昏迷时体征尤其重要。腹膜刺激征、腹部膨隆是腹腔脏器损伤时的常见体征。诊断性腹腔穿刺或腹腔灌洗术是简便的诊断性操作。腹部平片及腹部 B 超、CT 检查对诊断腹腔脏器损伤有帮助,但对伴有休克者,应慎重选用,不可因检查而延误治疗,造成患者死亡。一旦诊断有腹部脏器损伤,应积极手术探查,不应延误手术时机,术中全面探查,做相应处理。

(二)急救处理和治疗

1.保持呼吸道通畅 清除口腔及气道内的异物、血块、分泌物,及时解除窒息,必要时行气管插管或气管切开。对开放性气胸可用厚的无菌敷料密闭伤口使之变为闭合性气胸,及时行胸腔闭式引流,尽快解除气胸引起的呼吸困难。

2.紧急止血 对活动性出血可采用止血带或加压包扎临时止血,内脏出血紧急手术止血。

3.纠正休克 失血量<20%时,快速输入乳酸钠林格溶液1000～2000mL;失血量>30%时,应尽快输注浓缩红细胞、血浆或代血浆,恢复血容量。

4.体位和局部制动 所取体位应利于呼吸运动和保持伤处血液回流。有骨折和椎体移位的患者更应重视制动。

5.应用抗生素预防感染 感染是创伤后主要的并发症,影响创伤的愈合。抢救和治疗过程中必须严格遵守无菌原则,应用抗生素预防感染。开放性伤口尚需注射破伤风抗毒素。

6.维持体液平衡 纠正酸碱代谢紊乱和水电解质代谢紊乱,及时给予肠外或肠内营养支持。

7.伤口处理 擦伤、表浅伤口可采用非手术治疗。其他开放性伤口均需手术处理,根据伤情选择不同方法。

伤口分类:①清洁伤口:未受细菌沾染的伤口,如无菌手术的切口,创伤伤口不属于清洁伤口;②污染伤口:沾染细菌而未形成感染的伤口,如伤后6～8小时内的伤口,可采用清创术处理后一期缝合;③感染伤口:延迟处理的伤口和感染的手术切口,只能引流伤口,经换药后二期愈合。

软组织创伤清创术:目的是将污染伤口变为清洁伤口,加速组织愈合。

清创的操作要点如下:

(1)清洗消毒伤口周围皮肤:用氯化钠注射液冲洗伤口及周围皮肤,如伤口组织污染较重,可用软毛刷清洗,彻底清除伤口内异物、血块,如伤口较深可加用3%过氧化氢冲洗伤口。然后按一般手术程序消毒伤口周围皮肤,铺无菌手术巾。伤口周围一般以2%普鲁卡因或1%利多卡因局部浸润麻醉。

(2)清除已失去活力的组织:可剪除伤口周围不规整的皮肤创缘,对失活组织给予清除,同时注意保留尽可能多的正常组织。

（3）充分显露伤口深部，彻底清除异物。

（4）再次冲洗伤口后，重新铺巾消毒，更换无菌手套，做一期缝合。

（5）仔细止血，修复肌腱或神经血管损伤。

（6）按照组织层次逐层缝合。渗血较多者，可于伤口内放置皮片引流；伤口污染较重，估计有感染可能者，可在缝合后于皮肤及皮下组织放置纱条引流，术后24～48小时拔除，利于伤口延期愈合。

（7）术后常规行破伤风抗毒血清皮肤试验，并肌内注射破伤风抗毒血清1500U。

第二节　烧伤

烧伤指热力，如火焰、高温气体或液体、化学及放射性物品等引起的皮肤和黏膜损伤，严重时可累及皮下或黏膜下组织。

一、烧伤面积估计和深度识别方法

（一）烧伤面积的估计

按体表面积划分为11个9％的等份，另加1％构成100％的体表面积，即头颈部占体表面积9％，双上肢2×9％，躯干3×9％，双下肢5×9％＋1％。此外，不论年龄和性别的差异，五指并拢后自腕横纹至指尖的单掌面积约为其体表面积的1％。这种方法可与中国九分法结合使用。

（二）烧伤深度的识别

采用三度四分法（表4-1），分为Ⅰ度、浅Ⅱ度、深Ⅱ度、Ⅲ度。一般Ⅰ度、浅Ⅱ度烧伤称为浅度烧伤，深Ⅱ度和Ⅲ度烧伤为深度烧伤。

表 4-1　各类烧伤深度的临床表现

深度分类	损伤深度	临床表现
Ⅰ度（红斑型）	表皮层	局部发红，干燥，肿，疼痛，感觉过敏，无水疱，3～7天痊愈
Ⅱ度（水疱型）		
浅Ⅱ度	真皮浅层	局部红肿，水疱形成，疼痛剧烈，感觉过敏，1～2周内创面愈合后不留瘢痕，多有色素沉着
深Ⅱ度	真皮深层	局部肿胀，可有水疱，渗出少，水疱底面微红或红白相间，感觉迟钝，3～4周创面愈合后有瘢痕形成

续表

深度分类	损伤深度	临床表现
Ⅲ度(焦痂型)	皮肤全层,可累及皮下组织或器官	局部干燥,蜡白或焦黄,焦炭样,温度低,感觉消失,创面愈合后可有瘢痕及功能障碍

(三)烧伤严重程度分类

轻度烧伤:总面积在 10% 以下的 Ⅱ度烧伤。

中度烧伤:总面积在 11%～30% 或 Ⅲ度烧伤面积在 10% 以下。

重度烧伤:总面积在 31%～50% 或 Ⅲ度烧伤面积在 11%～20%,或总面积不到 31%,但有下列情况之一者:①合并烧伤休克者;②有复合伤或合并外伤,中毒者;③中度或重度吸入性损伤。

特重烧伤:总面积在 50% 以上或 Ⅲ度烧伤面积在 21% 以上。

二、烧伤的病理生理、临床分期和各期治疗原则

(一)烧伤急性期的临床过程

可划分为急性体液渗出期、感染期和创面愈合期。

1.急性体液渗出期(休克期) 烧伤早期以微血管通透性增高,大量血浆样液体外渗,组织水肿为特点。小面积浅度烧伤,体液渗出量有限,通过人体代偿,不至于影响有效循环血量。烧伤面积较大时,由于体液的大量渗出和细胞因子的作用,可发生血流动力学的急剧变化,导致休克。烧伤早期的休克基本属于低血容量性休克,发生的基础是血管通透性升高。血管通透性增高可分为两个时相:第一时相为速发的通透性反应,在烧伤后即刻发生,时间较短,不超过 30 分钟,主要发生在微静脉;第二时相为延迟性血管通透性反应,一般在 30 分钟后发生,持续时间较长,发生在微静脉和毛细血管。一般来讲,血管内液渗漏在伤后 6～12 小时最快,伤后 24～36 小时渗出停止;经历 36～48 小时,血流动力学才逐渐恢复稳定。

在休克期,不仅可发生烧伤休克,而且可能发生全身性感染,甚至多器官功能不全,其中以急性肾功能不全、脑水肿和肺水肿最常见。这些并发症的发生常与延迟复苏有关。因此液体复苏、及早防治休克的发生和发展是烧伤早期处理的最重要措施。

2.感染期 烧伤创面的存在是微生物侵入的主要门户,烧伤创面大量坏死组织和渗出液体的存在为致病菌的定植创造了有利条件,严重创伤情况下,机体免疫调节机制严重紊乱,增加了机体对致病菌的易感性,又为致病菌的繁殖和侵入构成了病理基础。严重烧伤患者,特别是延迟复苏患者,由于血流动力学紊乱导致组织

细胞缺血缺氧,胃肠道黏膜的屏障作用严重受损,肠道细菌和毒素大量移位入血,是烧伤后发生全身感染的另一个主要原因。

正确处理创面是预防和控制烧伤创面感染的重要措施,对深度烧伤的基本措施是早期切痂,削痂植皮,及时皮肤移植以消灭创面。有针对性地应用抗生素,及早应用、联合应用。反复做细菌培养,根据细菌学报告及时调整用药。感染症状控制后应及时停药,防止发生二重感染。

3.创面愈合期　创面的愈合过程划分为四个重叠时期:止血、炎症、增殖和重建。正常创面是一个受控制的细胞增殖系统,在愈合的创面内有炎性细胞、表皮细胞、成纤维细胞和内皮细胞共同参与,其中免疫细胞起着关键作用。止血期在伤后立即开始,包括损伤血管的收缩和纤维蛋白凝块的形成。炎症期以中性粒细胞浸润开始,在伤后几小时中性粒细胞即出现在创面内,发挥了对致病菌的防御功能。增殖期包含细胞的增殖、细胞外基质的形成和组织再生,增殖期以主动的纤维组织形成、表皮再生及血管再生为特征。重建是创面修复过程中最长的时期,持续几周到几个月。此时,细胞增殖减慢,蛋白合成减少。切除烧伤坏死组织和皮肤移植多在感染期进行,修复期只对残余零星的小创面进行补遗性修复,并对关节、功能部位进行防挛缩畸形的措施和锻炼。

(二)烧伤的急救处理

1.保证呼吸道通畅,维护通气。检查有无呼吸道吸入性损伤、有无气道阻塞,决定是否给予气管插管或气管切开。

2.检查有无复合性损伤:检查是否合并多发损伤,确定损伤严重程度,依据损伤严重程度确定救治顺序。

3.创面治疗:伤后1小时内的烧伤创面可以冷水冲洗,降低创面温度,减少进一步损伤。酸碱烧伤以大量清水冲洗创面。

4.清创包扎烧伤创面。

5.根据烧伤严重程度,伴有烧伤休克时给予液体复苏治疗。

6.镇静止痛治疗。

7.肌注破伤风抗毒素。

8.严重烧伤患者应待休克纠正、循环稳定后转至专科医院治疗。

第五章　甲状腺疾病

第一节　甲状腺疾病的辅助检查

一、甲状腺结节的超声检查

甲状腺结节的超声检查是一项常规和最好的检查,超声基本上可以区分结节的性质,比如是结节性甲状腺肿、腺瘤或者是甲状腺癌。2010 年最新的美国 ATA 和 NCCN 指南中均把超声检查作为甲状腺癌诊断的首选方法(推荐级别 A 级)。超声检查提示甲状腺癌的特征包括以下内容:

1.结节边界不清和没有晕环。

2.结节内血流丰富。

3.超声提示结节有微小钙化点。

4.超声提示为低回声结节,低回声结节比中、高回声结节恶性可能性大。

5.实性结节比囊性或囊实性结节危险大。

6.结节的横、纵比>1 等。

二、放射性核素检查

放射性核素甲状腺扫描可以客观地记录甲状腺的位置、外形,确定大结节的部位以及结节有无分泌功能。因此,有些异位甲状腺如胸骨后甲状腺可以通过^{131}I 或^{99}Tc 扫描来确定其部位,甲状腺^{131}I 扫描一般有冷结节、温结节和热结节。核素检查在诊断甲状腺癌方面的作用极其有限,尤其是对小的结节,因此,不将放射性核素检查用于甲状腺癌的术前鉴别。

三、针吸穿刺细胞学检查

细针穿刺活检对甲状腺癌的准确率大约为 70%,不比超声检查的准确率高。穿刺结果明确为甲状腺癌者,术中可以按照癌的治疗原则进行手术。

四、X 线检查

X 线检查不作为一项常规检查,仅在甲状腺肿块很大,疑有异位甲状腺肿或气管受压时采用 X 线检查,可清晰的显示气管有无受压移位及其程度,还可以看到有无胸骨后巨大软组织肿块。

五、CT

甲状腺的 CT 检查可以显示出结节的大小、部位、结节是否规则、有无钙化、有无外侵、结节和周围器官的关系等,尤其是对多次手术和胸骨后甲状腺的患者有很大价值,但 CT 对术前甲状腺结节性质判断的价值不如超声。

第二节　甲状腺疾病

一、甲状舌骨囊肿

【临床表现】

1.症状

(1)甲状舌骨囊肿为先天发育异常所致,多出现于 5 岁以前。

(2)囊肿易并发感染,感染破溃或手术切开后形成瘘。

(3)未发生感染时,一般无自觉症状,并发感染时,出现红肿热痛,破溃或切开引流后,形成甲状舌管瘘,可反复发作经久不愈。

2.体征

(1)囊肿多位于颈部正中舌骨下甲状软骨部位,呈圆形,表面光滑、边界清楚。

(2)囊肿不能上下移动或左右移动,但可随吞咽或伸舌运动而上下移动,有时可触及一条索带自囊肿连向舌骨。

(3)形成瘘管后,在瘘口深部可扪及向上潜行的索状组织通向舌骨。

【辅助检查】

1.必查项目　行术前常规检查:血、尿、大便常规,出凝血时间,肝、肾功能,胸部 X 线透视或摄片、心电图。形成瘘管者,可行瘘管造影,以明确瘘管的方向与深度。

2.一般检查项目　B 超、甲状腺扫描等,以同甲状腺疾病鉴别。

【诊断与鉴别诊断】

根据病史及体格检查,诊断多无困难。需与锥体叶甲状腺瘤、腮裂囊肿、颈淋巴结结核鉴别。

【治疗】

1.宜早期手术。手术应切除全部囊肿与瘘管,并应切除囊肿附着处部分舌骨,以免术后复发。

2.对并发急性感染者,应先切开引流和抗感染治疗,待炎症消退后再行手术

【疗效标准】

1.治愈 囊肿及瘘管全部切除,症状消失、无并发症或并发症已愈。

2.好转 囊肿未切除但症状改善,或囊肿切除后留有并发症。

3.未愈 囊肿未切除、症状无改善。

【出院标准】

治愈或好转,或感染已控制,可在门诊继续治疗者。

二、单纯性甲状腺肿

【临床表现】

1.女性多见。

2.早期甲状腺呈对称、弥漫性肿大,腺体表面光滑,质地柔软,随吞咽上下移动。

3.后期在肿大腺体的一侧或两侧可扪及多个(或单个)结节。结节可以囊性变,当合并囊内出血,结节可在短期内增大。

4.较大的结节性甲状腺肿可压迫周围的气管、食管和喉返神经,出现气管弯曲、移位和气道狭窄影响呼吸。少数喉返神经或食管受压的患者可出现声音嘶哑或吞咽困难。

5.若未继发甲状腺机能亢进,甲状腺功能及基础代谢率大多正常。

6.结节性甲状腺肿可继发甲状腺机能亢进,也可能发生恶变。

【辅助检查】

1.必查项目

(1)血清 TT_3、TT_4、FT_3、FT_4、TSH 测定及基础代谢率测定,明确是否伴甲亢。

(2)放射性核素(^{131}I 或 ^{99m}Tc)显像检查。

(3)颈部 X 线检查,能发现不规则的胸骨后甲状腺肿及钙化的结节,确定有无

气管受压、移位及狭窄。

(4)对性质可疑者,可经细针穿刺细胞学检查。

(5)拟行手术者,应作气管软化试验。

2.一般检查项目　血、尿、大便常规,肝、肾功能,血电解质,空腹血糖,胸部摄片,ECG,乙肝、丙肝抗体,HIV抗体等。

【诊断与鉴别诊断】

依据病史和辅助检查,不难诊断。

结节性甲状腺肿应与甲状腺腺瘤、甲状腺癌、慢性甲状腺炎等疾病鉴别,尚应注意与颈部脂肪过多、黏液性水肿、颈部淋巴结肿大等鉴别。

【治疗】

1.生理性甲状腺肿,宜多食含碘丰富的食物如海带、紫菜等。

2.对20岁以下的弥漫性单纯甲状腺肿患者可给予小量甲状腺素;以抑制垂体前叶TSH分泌,缓解甲状腺的增生和肿大。常用剂量为甲状腺片30～60mg,每日2次,3～6个月为一疗程;或左甲状腺素钠25～50μg,每日1次,3～6个月为一疗程。

3.手术适应证

(1)因气管、食管或喉返神经受压引起临床症状者。

(2)胸骨后甲状腺肿。

(3)巨大甲状腺肿影响生活和工作者。

(4)结节性甲状腺肿继发功能亢进者。

(5)结节性甲状腺肿疑有恶变者。

4.术式选择:一般行双甲状腺大部切除术,亦可根据甲状腺大小、结节的数目、位置不同,决定双侧叶切除范围,所有结节均应切除,正常腺体尽量保留,不必过分追求规范术式,对疑有恶变的结节,应行术中快速冰冻切片检查。

【疗效标准】

1.治愈　甲状腺大部切除(包括所有结节),临床症状消失,无并发症或并发症已愈。

2.好转　腺体切除,症状部分改善或留有并发症。

3.未愈　症状未改善。

【出院标准】

治愈或好转,或并发症已初步纠正,可在门诊继续治疗者。

三、甲状腺机能亢进症

【临床表现】

1.症状

(1)有无怕热、多汗、激动、食欲亢进伴体重减轻、心悸等甲状腺激素分泌过多的表现。

(2)甲状腺肿大的时间、程度,是否伴有压迫症状。

(3)是否伴眼征。

(4)有无月经失调等内分泌失调及无力、易疲劳。

2.体征

(1)一般情况脉率、血压、精神状态、面容、震颤等。

(2)甲状腺肿大的特点、程度、质地,有无结节、边界、震颤、杂音。

(3)是否伴眼征、程度(良性突眼或恶性突眼)、有无心律失常、心脏杂音、肝肿大,胫前黏液水肿等。

(4)有无出现肢体近端肌萎缩、局限性胫骨前黏液性水肿等。

【辅助检查】

1.必查项目

(1)基础代谢率。

(2)甲状腺摄^{131}I率,甲状腺素抑制试验。

(3)血 T_3、T_4、FT_3、FT_4、TSH。

(4)颈部透视或摄片及行气管软化试验。

(5)喉镜检查,确定声带功能。

(6)心脏检查了解心脏有无扩大、杂音或心律不齐,并作 ECG。

2.一般检查项目

(1)促甲状腺素释放激素(TRH)兴奋试验。

(2)B超或 ECT 检查以明确结节的数目、大小、功能等。

(3)其他同"单纯甲状腺肿"。

【诊断与鉴别诊断】

1.分类　甲状腺功能亢进可分为:原发性、继发性和高功能腺瘤 3 类。

2.诊断条件

(1)甲状腺激素过多致肾上腺素能活动增强和高代谢状态的表现。

(2)不同程度的甲状腺肿大,多呈弥漫性,少数呈结节性肿大,在甲状腺部位可有血管震颤和杂音。

(3)不同程度的眼征,多数呈良性突眼(眼裂增宽、少瞬眼、凝视、上睑挛缩等),少数表现为浸润性突眼,个别无明显眼征。

(4)基础代谢率高于正常,其增高程度与病情轻重成正比,20%～30%为轻度甲亢;30%～60%为中度甲亢;60%以上为重度甲亢。

(5)甲状腺摄^{131}I率增多,峰值提前,甲状腺素抑制试验不能抑制

(6)血总T_3、T_4增多,少数仅T_3增多(T_3型甲亢),促甲状腺激素(TSH)水平降低。

3.鉴别诊断

(1)与单纯性甲状腺肿伴神经官能症鉴别。

(2)以食欲亢进、消瘦为主要表现者应与糖尿病鉴别。

(3)以心悸、心律紊乱为主要表现者应与其他心脏病鉴别。

(4)单侧突眼者应与眶内肿瘤鉴别。

(5)甲亢伴肌病者应与家族性周期麻痹和重症肌无力鉴别。

【治疗原则】

1.非手术疗法

(1)抗甲状腺药物治疗。常用药物:甲基或丙基硫氧嘧啶、甲亢平或他巴唑。

(2)放射性同位素碘治疗。

2.手术治疗　甲状腺大部切除术是目前治疗甲亢常用而有效的手术方式。

(1)手术适应证

①继发性甲亢或高功能腺瘤。

②中度以上的原发甲亢。

③腺体较大,伴压迫症状或胸骨后甲状腺肿。

④抗甲状腺药物或^{131}I治疗后复发者。

⑤妊娠早、中期又符合上述指征者。

⑥有恶变可能者。

(2)手术禁忌证

①青少年甲亢。

②症状较轻者。

③患者或有严重器质性疾病不能耐受手术者。

3.术前准备

(1)一般准备:消除患者顾虑和恐惧心理,为患者创造安静、舒适的住院环境,

给予高热量、高蛋白饮食及多种维生素,精神过度紧张引起失眠者应用镇静剂和安眠药,心率过快者可用心得安,有心衰、心律失常者应先纠正。

(2)术前检查:除全面体检及必要的化验检查外,应包括:

①颈部 X 线检查,了解有无气管受压、移位、软化及程度、胸骨后甲状腺肿时了解胸骨后甲状腺肿累及范围。

②详细检查心脏有无心力衰竭、心律失常、杂音等,并做心电图检查。

③喉镜检查,确定声带功能。

④检查神经肌肉应激性是否增高,作耳前叩击试验,上臂压迫试验,测血钙和血磷水平。

⑤测基础代谢率以了解甲亢程度,选择手术时机。

(3)药物准备

①碘剂:复方卢戈氏液(复方碘溶液),从 3 滴开始,每天 3 次,每日每次增加 1 滴至 16 滴维持至手术,服碘时间 2～3 周,最长时间不超过 3 周。不准备手术者,一律不能服用碘剂。

②少数患者服用碘剂两周后,症状减轻不明显,可在服碘同时,加用硫氧嘧啶类药物,待症状基本控制后,再停用硫氧嘧啶类药物,继续单独服用碘剂 1～2 周,再行手术。

③对症状较重者,可先用抗甲状腺类药物,待甲亢症状得到基本控制后即停服,改服碘剂 1～2 周再手术,服用抗甲状腺药物后必须加用碘剂。

④对常规应用碘剂或合并应用硫氧嘧啶类药物不能耐受或效果不佳者,可单用或与碘剂合用心得安作术前准备,一般在 4～7 天脉率降至正常即可手术,最后一次口服心得安要在术前 1～2 小时。

(4)手术时机:患者情绪稳定,睡眠好转,体重增加,脉率稳定在 90 次/min 以下,BMR 20% 以下(连续 3 天),甲状腺缩小、变硬、杂音消失。

4.甲亢危象

(1)诱因:①甲亢术前准备不充分、甲亢症状未能控制;②手术应激,术前、术中不适当的多次按压检查;③骤然停药或未及时积极治疗;④行其他手术时,忽略了甲亢的存在。

(2)临床表现:①高热超过 39℃;②脉率加快超过 120 次/min,可伴心律失常、心力衰竭;③合并神经、循环及消化系统严重功能紊乱如烦躁、谵妄、大汗、呕吐、水泻等;④若不及时处理,可迅速发展至昏迷、虚脱、休克。

(3)治疗:①肾上腺素能阻滞剂:利血平 1～2mg 肌注或口服胍乙啶 10～

20mg,还可用静脉滴注普萘洛尔 5mg 加 5%～10%葡萄糖溶液 100mL;②碘剂:口服复方碘化钾溶液,首次为 3～5mL,或紧急时静脉滴注 10%碘化钠 5～10mL 加入 10%葡萄糖溶液 500mL;③氢化可的松:分次静脉滴注氢化可的松,200～400mg/d;④镇静剂:常用苯巴比妥钠 100mg,或冬眠合剂Ⅱ号半量,肌肉注射 6～8 小时一次;⑤降温:用退热剂、冬眠药物和物理降温等综合方法,保持患者体温在 37℃左右;⑥静脉输入大量葡萄糖溶液补充能量,吸氧,以减轻组织的缺氧;⑦有心力衰竭者,加用洋地黄制剂。

【疗效标准】

1.治愈　症状、体征消失,甲状腺功能正常。

2.好转　临床症状改善,甲状腺功能正常或接近正常,或留有并发症未愈。

3.未愈　经充分治疗,未达到好转指标者。

【出院标准】

达到治愈或好转,或有并发症但可在门诊继续治疗者。

四、甲状腺炎

(一)亚急性甲状腺炎

【临床表现】

1.症状　发病前 1～2 周有上呼吸道感染史,甲状腺突然肿胀、发硬、吞咽困难及疼痛,并向患侧耳颞处放射。始于甲状腺的一侧,很快向腺体其他部位扩展。可有发热、血沉增快。病程约 3 个月。

2.体征

(1)一般情况发热。

(2)甲状腺肿大的特点:突然肿胀、发硬、吞咽困难及疼痛,并向患侧耳颞处放射。始于甲状腺的一侧,很快向腺体其他部位扩展。

【辅助检查】

基础代谢率略高,甲状腺摄取[131]I量显著降低。

【诊断与鉴别诊断】

根据病史、体格检查及辅助检查,多可明确诊断。须与慢性淋巴细胞性甲状腺炎,单纯性甲状腺肿相鉴别。

【治疗原则】

严禁手术治疗。泼尼松每日 4 次,每次 5mg,2 周后减量,全程 1～2 个月;同时加用甲状腺干制剂或左甲状腺素钠,效果较好。停药后如果复发,则予放射治疗,效果较持久。抗生素治疗无效。

(二)慢性淋巴细胞性甲状腺炎

【临床表现】

1.症状 无痛性弥漫性甲状腺肿,对称、质硬、表面光滑,多伴甲状腺功能减退的症状,腺肿较大时可有压迫症状。

2.体征 无痛性弥漫性甲状腺肿大,对称、质硬、表面光滑,腺肿较大时可有压迫症状。

【辅助检查】

1.必查项目 基础代谢率,甲状腺摄^{131}I率测定,血清中抗甲状腺抗体测定。

2.一般检查项目 穿刺活检。

【诊断与鉴别诊断】

根据病史、体格检查及辅助检查如基础代谢率低,甲状腺摄^{131}I量减少,血清中多种抗甲状腺抗体阳性,多可明确诊断。疑难时行穿刺活检。

【鉴别诊断】

亚急性甲状腺炎,单纯性甲状腺肿。

【治疗原则】

1.非手术治疗 可长期用甲状腺干制剂或左甲状腺素钠治疗。

2.手术治疗 适用于甲状腺肿大并有压迫症状或临床不能排除甲状腺癌,应先行局部切除快速病理检查后再定手术方式。

五、甲状腺腺瘤

【临床表现】

1.症状 多为女性,年龄40岁以下,无意中发现甲状腺内单发结节,位置靠近峡部。多无其他不适感。有无在短期内肿物迅速增大,局部出现胀痛。

2.体征

(1)全身检查。

(2)局部检查

①甲状腺内单发肿块,质软或稍硬,表面光滑,无压痛,边界清楚随吞咽上下移动。

②颈淋巴结无肿大。

【辅助检查】

1.必查项目 ①声带检查:了解声带运动情况;②气管软化试验:了解气管有

无受压及移位,是否软化;③B超:了解肿块大小、数目、部位、鉴别腺瘤属实质性或囊性。

2.一般检查项目 ECT检查;若伴甲亢症状,应作基础代谢率测定;常规普外科术前检查。

【诊断与鉴别诊断】

1.诊断 根据病史、体格检查及辅助检查,术前多可明确诊断。术中必要时行冰冻切片检查,术后病理诊断确诊。

2.鉴别诊断

(1)结节性甲状腺肿:流行地区,扩张的滤泡集成一个或数个大小不等的结节,后期可局部纤维化、钙化。可继发甲状腺机能亢进症。

(2)甲状腺癌:质硬,活动度差,颈淋巴结肿大,ECT提示"冷结节"。

【治疗】

因腺瘤有恶变可能,易合并甲亢,故应早期手术治疗,切除应包括腺瘤的患侧甲状腺大部或部分切除。切除后必须行冰冻切片检查,若发现癌变,应按甲状腺癌处理。

【疗效标准】

1.治愈 完整切除,切口愈合。

2.好转 未完整切除,切口愈合,或非手术治疗肿物缩小。

3.未愈 非手术治疗,肿物未缩小,或未治疗。

【出院标准】

达到临床治愈或好转,切口愈合,病情稳定。

六、甲状腺癌

【临床表现】

1.症状

(1)有下列情况者应高度怀疑:

①非流行地区14岁以下儿童的甲状腺结节。

②成年男性,甲状腺内的单发结节。

③同位素扫描为冷结节,10%冷结节为癌肿。

(2)无意中发现甲状腺结节。伴耳、枕、肩疼痛,声音嘶哑,呼吸及吞咽困难,少数存在霍纳综合征,顽固性水样腹泻,心悸、颜面潮红等症状。

2.体征

(1)全身检查。

(2)局部检查

①甲状腺结节质地坚硬,吞咽时腺体上下移动性减小,表面不平。

②肿物大小、部位,下缘与锁骨及胸骨的关系,侧方与颈动脉的关系。

③有无颈淋巴结肿大,标明大小、数目及部位。

④注意有无呼吸困难。

⑤肿块压迫颈交感神经,可产生霍纳综合征。

【辅助检查】

1.必查项目　检查声带有无麻痹;气管有无受压移位;胸透或摄片检查肺部有无癌转移,颈部甲状腺 B 超了解结节部位、大小、有无钙化及与周围组织关系,颈部淋巴结有无肿大;同位素^{131}I 甲状腺扫描及 ECT:"冷结节"癌肿可能性大;甲状腺免疫球蛋白检查及血浆 T_3、T_4 及 TSH 检查;普外科手术前常规检查,肝胆 B 超检查。

2.一般检查项目　ECT 全身骨显像检查,了解有无骨转移;甲状腺细针穿刺抽吸活检。

【诊断与鉴别诊断】

1.诊断　根据病史、体征、辅助检查、细针抽吸活检见癌细胞可确诊,未获活检证据者,术中应作冰冻切片病理学检查,术后普通病理检查确诊病理类型。

2.鉴别诊断

(1)甲状腺腺瘤:多为单个,质软,表面光滑,边界清楚,并随吞咽上下活动,如为囊腺瘤囊内并有出血时,肿块可短时间内迅速增大。

(2)甲状腺高功能腺瘤:伴有甲亢症状,基础代谢率高,ECT 提示"热结节"。

(3)慢性纤维性甲状腺炎:甚少见,甲状腺逐渐肿大,常限于一侧,表面不平,质似铁样坚硬。常致与周围粘连。累及喉返神经、食管及气管可出现声嘶、吞咽及呼吸困难。甲状腺功能常减退。颈部淋巴结不肿大。针刺活检可鉴别,或术中冰冻切片检查鉴别诊断。

【治疗原则】

1.手术治疗

(1)甲状腺本身手术:不少学者认为年龄是划分高危、低危的重要因素,并根据高危、低危分组选择治疗原则。对低危组患者采用患侧腺叶及峡部切除,若切缘无肿瘤,即可达到治疗目的。对高危组患者采取患侧腺叶、对侧近全或次全切除术为宜。也可根据肿瘤的临床特点来选择手术切除范围:①腺叶次全切除术仅适用于诊断为良性疾病,手术后病理诊断为孤立性乳头状微小癌,否则需再次手术;②腺叶加峡部切除术适用于肿瘤直径≤1.5cm,明确局限于一叶者;③近全切除术适用于肿瘤直径>1.5cm,较广泛的一侧乳头状癌伴有颈淋巴结转移者;④甲状腺全切除术适用于高度侵袭性乳头状、滤泡状癌,明显多灶性,两侧颈淋巴结肿大,肿瘤侵犯周围颈部组织或有远处转移者;⑤晚期不能切除而有气管压迫出现呼吸困难者,可考虑气管切开及气管前局部癌肿切除以解除压迫。

(2)颈淋巴结清扫:目前多数不主张作预防性颈淋巴结清扫。对低危组患者,若手术时未触及肿大淋巴结,可不作颈淋巴结清扫。如发现肿大淋巴结,应切除后作快速病理检查,证实为淋巴结转移者,可作中央区颈淋巴结清扫;对高危组患者应作改良颈淋巴结清扫,若病期较晚,颈淋巴结受侵范围广泛者,则应作传统颈淋巴结清扫。

2.内分泌治疗　甲状腺癌作次全或全切除者应终身服用甲状腺素片,以预防甲状腺功能减退及抑制 TSH。剂量掌握在保持 TSH 低水平,但不引起甲亢。口服干燥甲状腺片 80～120mg/d,或左旋甲状腺素 100μg/d,并定期测定血浆 T_4 和 TSH,以此调整用药剂量。

3.放射性核素治疗　对乳头状腺癌、滤泡状腺癌,术后应用[131]I适合于 45 岁以上患者、多发性癌灶、局部侵袭性肿瘤及存在远处转移者。

4.放射外照射治疗　主要用于未分化型甲状腺癌。

第三节　腔镜甲状腺手术

【腔镜甲状腺手术方法】

1.经乳晕途径的腔镜甲状腺手术　手术方法:全麻成功后,平卧位,颈部垫高如常规手术。行双乳连线中点偏右行 10mm 切口,用隧道器行皮下隧道,然后插入内镜。接上气腹机给予 6mmHg 的 CO_2 气颈。在两侧乳晕上方各行 5mm 切口。从一侧套管插入分离钳,肿瘤侧插入超声刀,分离颈阔肌与颈前肌后纵行打开颈前肌,暴露甲状腺,然后根据甲状腺肿瘤的大小采用超声刀进行切除术。

2.经锁骨下/前胸壁途径的腔镜甲状腺手术　手术方法:麻醉成功后,平卧位,颈部垫高如常规手术。在肿瘤侧锁骨下 5cm 行一个横切口长 4cm,在对侧锁骨下相应位置行 1cm 小切口。从 4cm 切口进入到胸肌筋膜表面,然后向上分离胸肌筋膜与皮下组织,直到锁骨上,再到颈阔肌深面。从对侧小切口置入 1cm Trocar 和内镜。用超声刀继续分离颈阔肌皮瓣,在颈前肌浅面游离出适当的操作空间。用一根细克氏针横行穿过皮瓣将其悬吊。用超声刀纵向打开颈前肌。然后置入特殊拉钩两个,分别拉开左右颈前肌。暴露甲状腺。根据结节大小行相应的甲状腺切除术。

第六章　腹部损伤与急性腹膜炎

第一节　腹部损伤

一、概论

【概述】

腹部损伤发病率在平时占各种损伤的 0.4％～1.8％,战时占 5％～8％。腹部闭合性单发脏器伤的死亡率为 5％～8％,严重多发伤或多脏器合并伤的死亡率高达 14％～20％,损伤脏器数越多死亡率越高。

腹部损伤常分为开放性和闭合性两大类。开放性损伤可按腹膜是否穿透分为穿透伤(多伴内脏损伤)和非穿透伤(偶尔伴内脏损伤);其中投射物有入口、出口者为贯通伤,有入口无出口者为非贯通伤。此外,各种穿刺、内镜、灌肠、刮宫、腹部手术等诊治措施导致的腹部损伤称医源性损伤。开放性损伤即使涉及内脏,其诊断常较明确;但如体表无伤口,要确定有无内脏损伤,有时很困难,故闭合性损伤更具有重要的临床意义。

开放性损伤常由刀刺、枪弹、弹片所引起,闭合性损伤常系坠落、车祸、碰撞、冲击、挤压、拳打脚踢等钝性暴力所致。无论开放或闭合,都可导致腹部内脏损伤。常见受损内脏在开放性损伤中依次是肝、小肠、胃、结肠、大血管等;在闭合性损伤中依次是脾、肾、小肠、肝、肠系膜等。胰、十二指肠、膈、直肠等由于解剖位置较深,故损伤发生率较低。

【临床表现】

腹痛、休克、腹膜刺激征为常见和主要症状体征。由于致伤原因及伤情的不同,腹部损伤后的临床表现可有很大差异,从无明显症状体征到出现重度休克甚至处于濒死状态。一般单纯腹壁损伤的症状和体征较轻,仅表现为受伤部位疼痛,局限性腹壁肿胀、压痛,或有时可见皮下淤斑。如伴有内脏损伤常有明显临床表现。

1.症状

(1)腹痛:内脏破裂尤其是空腔脏器破裂常有较明显的腹痛,早期腹痛明显的部位常是脏器损伤的部位,对诊断很有帮助。肝、脾、胰、肾等实质器官或大血管损伤时腹痛多呈持续性,一般并不很剧烈,腹膜刺激征也并不严重。但肝破裂伴有较大肝内胆管断裂时,因有胆汁沾染腹膜;胰腺损伤若伴有胰管断裂,胰液溢入腹腔,可出现明显的腹痛和腹膜刺激征。体征最明显处一般即是损伤所在。肩部放射痛提示肝或脾的损伤。腹痛的程度因壁层腹膜所受刺激的大小、伤员的耐受力和受伤的脏器而异,伴有严重合并伤、接受过止痛剂或有休克及神志不清的伤员可无腹痛或腹痛的程度很轻,因此,腹痛的有无或轻重不能完全代表腹部有无内脏损伤或内脏损伤的严重程度。

(2)休克:肝、脾、胰、肾等实质器官或大血管损伤主要临床表现为腹腔内(或腹膜后)出血,包括面色苍白、脉率加快,严重时脉搏微弱,血压不稳,甚至休克,休克程度与出血量成正比。肝、脾包膜下破裂或肠系膜、网膜内出血可表现为腹部包块。移动性浊音虽然是内出血的有力证据,但已是晚期体征,对早期诊断帮助不大。肾脏损伤时可出现血尿。

2.体征　胃肠道、胆道、膀胱等空腔脏器破裂的主要临床表现是弥漫性腹膜炎。除胃肠道症状(恶心、呕吐、便血、呕血等)及稍后出现的全身性感染的表现外,最为突出的是腹膜刺激征,其程度因空腔器官内容物不同而异。通常是胃液、胆汁、胰液刺激最强,肠液次之,血液最轻。伤者有时可有气腹征,尔后可因肠麻痹而出现腹胀,严重时可发生感染性休克。腹膜后十二指肠破裂的患者有时可出现睾丸疼痛、阴囊血肿和阴茎异常勃起等症状和体征。空腔脏器破裂处也可有某种程度的出血,但出血量一般不大,除非邻近大血管有合并损伤。如果两类脏器同时破裂,则出血性表现和腹膜炎显然可以同时存在。

【诊断与鉴别诊断】

1.临床诊断　了解受伤史和检查体征是诊断腹部损伤的主要依据,如伤情紧急,了解受伤史和检查体征常需和一些必要的治疗措施(如止血、输液、抗休克、维护呼吸道通畅等)同时进行。应注意某些伤者可同时有一处以上内脏损伤,有些还可同时合并腹部以外损伤(如颅脑损伤、肋骨骨折、胸部损伤、脊柱骨折、四肢骨折等)。

开放性损伤的诊断要慎重考虑是否为穿透伤。有腹膜刺激征或腹内组织、内脏自腹壁伤口突出者显然腹膜已穿透,且绝大多数都有内脏损伤。穿透伤诊断还应注意:①穿透伤的入口或出口可能不在腹部而在胸、肩、腰、臀或会阴;②有些腹壁切线伤虽未穿透腹膜,但并不排除内脏损伤的可能;③穿透伤的入、出口与伤道不一定呈直线;④创口的部位比其大小更有诊断意义,创口大小与伤情严重程度不一定成正比。

闭合性损伤的诊断相对困难,最关键的是判断有无内脏损伤。因绝大部分内脏损伤者需早期手术治疗;如不能及时诊断,可能贻误手术时机而导致严重后果。为此,腹部闭合性损伤的临床诊断应包括以下各点。

(1)有无内脏损伤:多数伤者根据临床表现即可确定内脏是否受损,但仍有不少伤者的诊断并不容易。这种情况常见于早期就诊而腹内脏器损伤体征尚不明显以及有腹壁损伤伴明显软组织挫伤者。因此,进行短时间的严密观察十分必要。值得注意的是,有些伤者在腹部以外另有较严重的合并损伤掩盖了腹部内脏损伤的表现。为了防止漏诊,必须做到以下几点。

①详细了解受伤史:包括受伤时间、地点、致伤条件、伤情、受伤至就诊之间的伤情变化和就诊前的急救处理。伤者有意识障碍时,应向现场目击者和护送人询问。

②重视全身情况的观察:包括脉率、呼吸、体温和血压的测定,注意有无休克征象。

③全面而有重点的体格检查:首先粗略做一全身检查以便发现对生命构成威胁的伤情,如呼吸道阻塞、张力性气胸、外出血等,并立即给予相应处理。腹部检查特别注意腹部压痛、肌紧张和反跳痛的程度和范围,是否有肝浊音界改变或移动性浊音,肠蠕动是否受抑制,直肠指检是否有阳性发现等。还应注意腹部以外部位有无损伤。

通过以上检查,如发现下列情况之一者,应考虑有腹内脏器损伤:①早期出现休克;②有持续性腹痛伴恶心、呕吐等消化道症状,并有加重趋势;③有明显腹膜刺激征;④有气腹表现;⑤腹部出现移动性浊音;⑥有便血、呕血或尿血;⑦直肠指检发现前壁有压痛或波动感,或指套染血。腹部损伤患者如发生顽固性休克,尽管同时有其他部位的多发性损伤,但其原因一般都是腹腔内损伤所致。

(2)什么脏器损伤:应先确定是哪一类脏器受损,然后考虑具体脏器。单纯实质性器官损伤时,腹痛一般不重,压痛和肌紧张也不明显。出血量多时可有腹胀和移动性浊音。但肝、脾破裂后,因局部积血凝固,在测试移动性浊音时可出现固定性浊音。空腔器官破裂所致腹膜炎不一定在伤后很快出现,尤其是下消化道破裂,腹膜炎体征通常出现得较迟。以下表现对于确定哪一类脏器破裂有一定价值:①有恶心、呕吐、便血、气腹者多为胃肠道损伤,再结合暴力打击部位、腹膜刺激征最明显的部位和程度,可确定损伤在胃、上段小肠、下段小肠或结肠;②有排尿困难、血尿、外阴或会阴部牵涉痛者,提示泌尿系脏器损伤;③有膈面腹膜刺激表现同侧肩部牵涉痛者,提示上腹脏器损伤,其中尤以肝和脾的破裂为多见;④有下位肋骨骨折者,提示有肝或脾破裂的可能;⑤有骨盆骨折者,提示有直肠、膀胱、尿道损伤的可能。

(3)是否有多发性损伤:多发损伤的发病率日益增高。各种多发损伤可能有以下几种情况:①腹内某一脏器有多处破裂;②腹内有一个以上脏器受到损伤;③除腹部损伤外,尚有腹部以外的合并损伤;④腹部以外损伤累及腹内脏器。不论是哪一种情况,在诊断和治疗中,都应注意避免漏诊,否则必将导致严重后果。提高警惕和诊治中的全局观点是避免这种错误的关键。

2.辅助检查

(1)实验室检查:红细胞、血红蛋白与血细胞比容下降,表示有大量失血。白细胞总数及中性粒细胞升高不但见于腹内脏器损伤时,同时也是机体对创伤的一种应激反应,诊断意义不很大。血淀粉酶或尿淀粉酶升高提示胰腺损伤或胃肠道穿孔,或是腹膜后十二指肠破裂,但胰腺或胃肠道损伤未必均伴有淀粉酶升高。血尿是泌尿系损伤的重要标志,但其程度与伤情可能不成正比。

(2)X射线检查:凡腹内脏器损伤诊断已确定,尤其是伴有休克者,应抓紧时间处理,不必再行X射线检查以免加重病情,延误治疗。但如伤情允许,有选择的X射线检查还是有帮助的。最常用的是胸片、平卧位及左侧卧位腹部平片,酌情可拍骨盆片。骨折的存在可能提示有关脏器的损伤。腹腔游离气体为胃肠道(主要是胃、十二指肠和结肠,少见于小肠)破裂的证据,立位腹部平片可表现为膈下新月形阴影,侧卧位表现为穹隆征(侧腹壁下积气)和镰状韧带征(韧带下积气)。腹膜后积气提示腹膜后十二指肠或结直肠穿孔。腹腔内有大量积血时,小肠多浮动到腹部中央(仰卧位),肠间隙增大,充气的左、右结肠可与腹膜脂肪线分离。腹膜后血肿时,腰大肌影消失。胃右移、横结肠下移,胃大弯有锯齿形压迹(脾胃韧带内血肿)是脾破裂的征象。右膈升高,肝正常外形消失及右下胸肋骨骨折,提示有肝破裂的可能。左侧膈疝时多能见到胃泡或肠管突入胸腔。右侧膈疝诊断较难,必要时可行人工气腹以资鉴别。X射线检查还能显示金属异物的部位。

(3)腹腔穿刺术:方法简便、快捷、经济、安全、可重复进行,阳性率可达90%以上,对于判断腹腔内脏有无损伤和哪一类脏器损伤有很大帮助。穿刺点最多选于脐和髂前上棘连线的中、外1/3交界处或经脐水平线与腋前线相交处。可选用普通肌内注射针头(7号)或短斜面17～18号粗针头进行穿刺抽吸,但不宜大力负压抽吸,注意有无气体溢出,抽到液体后,应观察其性状(血液、胃肠内容物、浑浊腹水、胆汁或尿液),借以推断哪类脏器受损。必要时可作液体的涂片检查。疑有胰腺损伤时,可测定其淀粉酶含量。如果抽到不凝血,提示系实质性器官破裂所致内出血,因腹膜的去纤维作用而使血液不凝。抽不到液体并不完全排除内脏损伤的可能性,应继续严密观察,必要时可重复穿刺,或改行腹腔灌洗术。对于有严重腹内胀气,中、晚期妊娠,既往有腹部手术或炎症史及躁动不能合作者,不宜做腹腔穿刺。

(4)诊断性腹腔灌洗术:在脐下中线处用套管针进行穿刺,将一多孔塑料管插入腹腔 20~30cm,缓慢注入 500~1000mL 无菌氯化钠注射液,然后借虹吸作用使腹内灌洗液流回输液瓶中。取瓶中液体进行肉眼或显微镜下检查,必要时涂片、培养或测定淀粉酶含量。此法对腹内少量出血者比一般诊断性穿刺术更为可靠,有利于早期诊断并提高确诊率。有下列情况之一即属阳性:①灌洗液含有肉眼可见的血液、胆汁、胃肠内容物或尿液;②显微镜下红细胞计数超过 $100×10^9/L$,或白细胞计数超过 $0.5×10^9/L$;③淀粉酶超过 100U(索氏)/100mL;④灌洗液中发现细菌。

诊断性腹腔灌洗虽很敏感,但仍有少数假阳性及假阴性结果,因此如决定做剖腹探查,仍应根据全面检查的结果,慎重考虑。

(5)超声检查:主要用于诊断肝、脾、胰、肾的损伤,能根据脏器的形状和大小提示损伤的有无、部位和程度,以及周围积血、积液情况。可在床旁进行。对诊断空腔脏器损伤不够敏感。

(6)CT 检查:对实质脏器损伤及其范围程度有重要的诊断价值。CT 影像比超声更为精确,假阳性率低。对肠管损伤,CT 检查的价值不大,但若同时注入对比剂,CT 对胃、十二指肠、结肠破裂的诊断很有帮助。

(7)其他检查:可疑肝、脾、胰、肾、十二指肠等脏器损伤,经上述检查方法未能证实者。选择性血管造影可有很大帮助。实质性器官破裂时,可见动脉像的对比剂外漏、实质像的血管缺如及静脉像的早期充盈。MRI 检查对血管损伤和某些特殊部位的血肿如十二指肠壁间血肿有较高的诊断价值。诊断性腹腔镜检查主要用于临床难以决定是否需要剖腹的患者,诊断价值接近于剖腹探查术。由于 CO_2 气腹可引起高碳酸血症和因抬高膈肌而影响呼吸,大静脉损伤时更有发生 CO_2 栓塞的危险。现有应用无气腹腔镜检查的方法。

【治疗】

1.保守治疗 对一时不能明确有无腹部内脏损伤而生命体征尚稳定的患者,

可暂行保守治疗,包括:①积极补充血容量,并防治休克;②注射广谱抗生素以预防或治疗可能存在的腹内感染;③疑有空腔脏器破裂或有明显腹胀时,应行胃肠减压。同时需要有经验的医生严密观察病情变化。观察期间要反复检查伤情的演变,并根据这些变化,不断综合分析,尽早作出结论而不致贻误治疗。观察的内容应包括:①每 15～30min 测定一次脉率、呼吸和血压;②每 30min 检查一次腹部体征,注意腹膜刺激征程度和范围的改变;③每 30～60min 测定一次红细胞数、血红蛋白和血细胞比容,了解是否有所下降,并复查白细胞数是否上升;④必要时可重复进行诊断性腹腔穿刺术或灌洗术。除了随时掌握伤情变化外,观察期间应做到:①不随便搬动伤者,以免加重伤情;②不注射止痛剂,以免掩盖伤情;③不给饮食,以免万一有胃肠道穿孔而加重腹腔污染。

　　2.手术治疗(剖腹探查)　　在保守治疗期间出现以下情况时,应及时进行手术探查。手术指征:①明确的腹膜刺激征;②全身情况有恶化趋势,出现口渴、烦躁、脉率增快或体温及白细胞计数上升;③红细胞计数进行性下降;④血压由稳定转为不稳定甚至下降;⑤胃肠道出血;⑥持续低血压难以用腹部以外原因解释。

　　如腹部以外另有伴发损伤,应全面权衡轻重缓急,首先处理对生命威胁最大的损伤。在最危急的病例,心肺复苏是压倒一切的任务,其中首要任务是解除气道梗阻,其次要迅速控制明显的外出血,处理开放性气胸或张力性气胸,尽快恢复循环血容量,控制休克和进展迅速的颅脑外伤。除此以外,腹部创伤的救治应当放在优先的地位。实质性脏器损伤常可发生威胁生命的大出血,故比空腔脏器损伤更为紧急,而腹膜炎尚不致在同样的短时间内发生生命危险。

　　穿透性损伤如伴腹内脏器或组织自腹壁伤口突出,可用消毒碗覆盖保护,勿予强行回纳,以免加重腹腔污染。回纳应在手术室经麻醉后进行。

　　对于已确诊或高度怀疑腹内脏器损伤者的处理原则是做好紧急术前准备,包括建立静脉通道、交叉配血、安放鼻胃管和尿管等,力争早期手术。诊断已明确者,可给予镇静剂或止痛药。如有休克,应快速输入氯化钠注射液或平衡液(15min 内输入 1000～2000mL),力争在收缩压回升至 90mmHg(12.0kPa)以上后进行手术。但若在积极的抗休克治疗下,仍未能纠正,提示腹内有进行性大出血,则应当机立断,在抗休克的同时,迅速剖腹止血。空腔脏器穿破者,休克发生较晚,多数属失液引起的低血容量性休克,一般应在纠正休克的前提下进行手术。少数因同时伴有感染性休克因素而不易纠正者,也可在抗休克的同时进行手术治疗。应用足量针对革兰阴性需氧菌和厌氧菌的抗生素,例如庆大霉素 24 万 U 或阿米卡星 0.4g(静脉滴注,每日 1 次)加哌拉西林钠(2～4g,静脉滴注,每日 2 次),或第二、第三代头孢菌素加甲硝唑(0.5g,静脉滴注,每日2次)等。

麻醉应选择气管内麻醉,既能保证麻醉效果,又能根据需要供氧,并防止手术中发生误吸。胸部有穿透伤者,无论是否有血胸或气胸,麻醉前都应先做患侧胸腔闭式引流,以免发生危险的张力性气胸。

切口常选择正中切口,进腹迅速,创伤和出血较少,能满足彻底探查腹腔内所有部位的需要,还可根据需要向上下延长或向侧方添加切口甚至联合开胸。腹部有开放伤时,不可通过扩大伤口去探查腹腔,以免伤口愈合不良。

有腹腔内出血时,开腹后应立即吸出积血,清除凝血块,迅速查明来源,加以控制。肝、脾、肠系膜和腹膜后的胰、肾是常见的出血来源。决定探查顺序时可以参考两点:①根据术前的诊断或判断,首先探查受伤的脏器;②凝血块集中处一般即是出血部位。若出血猛烈,危及生命,又一时无法判明其来源时,可用手指压迫主动脉穿过膈肌处,暂时控制出血,争得时间补充血容量,查明原因再作处理。

如果没有腹腔内大出血,则应对腹腔脏器进行系统有序的探查。探查次序原则上应先探查肝、脾等实质性器官,同时探查膈肌有无破损。接着从胃开始,逐段探查十二指肠第一段、空肠、回肠、大肠以及其系膜。然后探查盆腔脏器,再后则切开胃结肠韧带显露网膜囊,检查胃后壁和胰腺。如属必要,最后还应切开后腹膜探查十二指肠二、三、四段。在探查过程中发现的出血性损伤或脏器破裂,应随时进行止血或夹住破口。也可根据切开腹膜时所见决定探查顺序,如有气体逸出,提示胃肠道破裂,如见到食物残渣应先探查上消化道,见到粪便先探查下消化道,见到胆汁先探查肝外胆道及十二指肠等。纤维蛋白沉积最多或网膜包裹处往往是穿孔所在部位。待探查结束,对探查所得伤情作一全面估计,然后按轻重缓急逐一予以处理。原则上是先处理出血性损伤,后处理穿破性损伤;对于穿破性损伤,应先处理污染重的损伤,后处理污染轻的损伤。

关腹前应彻底清除腹内残留的液体和异物,恢复腹内脏器的正常解剖关系。用氯化钠注射液冲洗腹腔,污染严重的应用大量氯化钠注射液(5000～20000mL)反复冲洗。有下列情况应放置引流:①肝、胆、胰、十二指肠及结肠损伤者;②空腔脏器修补后有可能发生溢漏者;③较大创面持续渗出者;④局部形成脓肿者。引流时间短者选用烟卷引流,引流时间较长者选用乳胶管引流,估计可能发生肠瘘、胆瘘、胰瘘者选用双套管进行负压吸引。腹壁切口污染不重者,可以分层缝合;有张力者,加2～3针张力缝线;污染较重者,皮下可放置乳胶片引流,或暂不缝合皮肤和皮下组织,留作延期处理。

二、常见内脏的损伤

（一）肝脏损伤

【概述】

肝脏损伤在各种腹部损伤中占 15％～20％，右肝损伤较左肝为多见。肝脏损伤的原因，战时绝大多数为火器伤，平时以刺伤和交通或工业事故造成的钝性伤为多。

肝损伤的分级方法目前尚无统一标准。1994 年美国创伤外科协会提出如下肝外伤分级法：Ⅰ级-血肿：位于被膜下，<10％肝表面积。裂伤：被膜撕裂，实质裂伤深度<1cm。Ⅱ级-血肿：位于被膜下，10％～50％肝表面积；实质内血肿直径<10cm。裂伤：实质裂伤深度 1～3cm，长度<10cm。Ⅲ级-血肿：位于被膜下，>50％肝表面积或仍在继续扩大；被膜下或实质部血肿破裂；实质内血肿>10cm 或仍在继续扩大。裂伤：深度>3cm。Ⅳ级-裂伤：实质破裂累及 25％～75％的肝叶或在单一肝叶内有 1～3 个 Couinaud 肝段受累。Ⅴ级-裂伤：实质破裂超过 75％肝叶或在单一肝叶超过 3 个 Couinaud 肝段受累。血管：近肝静脉损伤，即肝后下腔静脉/肝静脉主支。Ⅵ级-血管：肝撕脱。以上分级如为多发性肝损伤，其损伤程度则增加 1 级。国内黄志强提出如下简洁、实用的肝外伤分级：Ⅰ级，裂伤深度不超过 3cm，Ⅱ级，伤及肝动脉、门静脉、肝胆管的 2～3 级分支；Ⅲ级或中央区伤，伤及肝动脉、门静脉、肝总管或其一级分支合并伤。

【临床表现】

患者因右膈下积血可致肩部疼痛，血液有时可通过胆管进入十二指肠而出现黑便或呕血，诊断中应予注意。

【诊断与鉴别诊断】

腹腔穿刺和诊断性腹腔灌洗术诊断腹腔内出血的准确率达 90％～98％，但不能判断出血来源；B 超和 CT 对鉴别有无肝损伤及损伤的部位、程度很有价值，对于闭合性肝脏损伤，CT 是目前选择非手术治疗最有价值的诊断方法。

【治疗】

1.非手术治疗　血流动力学指标稳定或经补充血容量后保持稳定的伤员，可在严密观察下进行非手术治疗。生命体征经补充血容量后仍不稳定或需大量输血才能维持血压者，说明有继续活动性出血，应尽早剖腹手术。

2.手术治疗　肝火器伤和累及空腔脏器的非火器伤都应手术治疗。肝破裂手术治疗的基本要求是彻底清创、确切止血、消除胆汁溢漏和建立通畅的引流。

(1)暂时控制出血,尽快查明伤情:开腹后发现肝破裂并有凶猛出血时,可用纱布压迫创面暂时止血,同时用手指或橡皮管阻断肝十二指肠韧带控制出血,以利探查和处理。常温下每次阻断的时间不宜超过20min。肝硬化等病理情况时,肝血流阻断时间每次不宜超过15min。若需控制更长时间,应分次进行。在迅速吸除腹腔积血后,剪开肝圆韧带和镰状韧带,直视下探查左右半肝的膈面和脏面,但应避免过分牵拉肝,避免加深、撕裂肝的伤口。如阻断入肝血流后,肝裂口仍有大量出血,说明肝静脉和腔静脉损伤,即应用纱布填塞止血,并迅速剪开伤侧肝的三角韧带和冠状韧带,以判明伤情,决定选择术式。如不具备处理肝静脉的条件,应先用纱布填塞止血,关腹后转上级医院。

(2)缝合:探明肝破裂伤情后,应对损伤的肝进行清创,具体方法是清除裂口内的血块、异物以及离断、粉碎或失去活力的肝组织。清创后应对出血点和断裂的胆管逐一结扎。对于裂口不深、出血不多、创缘比较整齐的病例,在清创后可将裂口直接予以缝合。如在缝合前将大网膜、明胶海绵或氧化纤维填入裂口,可提高止血效果并加强缝合线的稳固性。缝合时应注意避免裂口内留有无效腔,否则有发展为脓肿或有继发出血的可能。

肝损伤如属被膜下破裂,小的血肿可不予处理,张力高的大血肿应切开被膜,进行清创,彻底止血和结扎断裂的胆管。

(3)纱布填塞:对于裂口较深或肝组织已有大块缺损而止血不满意、又无条件进行较大手术的患者,仍有一定应用价值,可在用大网膜、明胶海绵、氧化纤维或止血粉填入裂口之后,用长而宽的纱条按顺序填入裂口以达到压迫止血的目的,以挽救患者生命。纱条尾端自腹壁切口或另作腹壁戳孔引出作为引流。手术后第3~5天起,每日抽出纱条一段,7~10天取完。此法有并发感染或在抽出纱条的最后部分时引起再次出血的可能,故除非不得已,应避免采用。

(4)肝动脉结扎术:如裂口内有不易控制的动脉性出血,可考虑行肝动脉结扎。结扎肝总动脉最安全,但止血效果有时不满意。结扎左肝或右肝动脉效果肯定,但手术后肝功能可能波动。结扎肝固有动脉有一定危险,故应慎用。如有可能,保留胆囊动脉。

(5)肝切除术:对于有大块肝组织破损,特别是粉碎性肝破裂,或肝组织挫伤严重的患者应施行肝切除术。但不宜采用创伤大的规则性肝叶切除术,而是在充分考虑肝解剖特点的基础上做清创式肝切除术。即将损伤和失活的肝组织整块切除,并应尽量多保留健康肝组织,切面的血管和胆管均应予结扎。

(6)肝损伤累及肝静脉主干或肝后段下腔静脉破裂的处理:出血多较汹涌,且有并发空气栓塞的可能,死亡率高达80%,处理十分困难。通常需扩大为胸腹联合切口以改善显露,采用带蒂大网膜填塞后,用粗针线将肝破裂伤缝合、靠拢。如此法无效,则需实行全肝血流阻断(包括腹主动脉、肝门和肝上下端的下腔静脉)后,缝补静脉破裂口。

不论采用以上何种手术方式,外伤性肝破裂手术后,在创面或肝周应留置多孔硅胶双套管行负压吸引以引流出渗出的血液和胆汁。

(二)脾脏损伤

【概述】

脾是腹部内脏最容易受损的器官,在腹部闭合性损伤中,脾破裂居于首位,占20%~40%,在腹部开放性损伤中,脾破裂占10%左右。脾脏损伤按原因可分为创伤性、医源性和自发性破裂3种。按病理解剖脾脏损伤可分为中央型破裂(破在脾实质深部)、被膜下破裂(破在脾实质周边部分)和真性破裂(破损累及被膜)3种。前2种因被膜完整,出血量受到限制,故临床上并无明显内出血征象而不易被发现,可形成血肿而最终被吸收。但血肿(特别是被膜下血肿)在某些微弱外力的影响下,可以突然转为真性破裂。

脾脏真性破裂临床最常见,约占85%。破裂部位较多见于脾上极及膈面,有时在裂口对应部位有下位肋骨骨折存在。破裂如发生在脏面,尤其是邻近脾门者,有撕裂脾蒂的可能,出血量往往很大,患者可迅速发生休克,甚至未及抢救已致死亡。

我国(第六届全国脾脏外科学术研讨会,天津,2000年)制定的Ⅳ级分级法为:Ⅰ级,脾被膜下破裂或被膜及实质轻度损伤,手术所见脾裂伤长度≤5.0cm,深度≤1.0cm;Ⅱ级,脾裂伤总长度＞5.0cm,深度＞1.0cm,但脾门未累及,或脾段血管受累;Ⅲ级,脾破裂伤及脾门部或脾部分离断,或脾叶血管受损;Ⅳ级,脾广泛破裂,或脾蒂、脾动静脉主干受损。

【临床表现】

主要表现为内出血。

【诊断与鉴别诊断】

根据外伤史和内出血的临床表现,诊断并不困难。腹腔穿刺和诊断性腹腔灌洗术在诊断中起决定作用;B超可判断损伤部位和腹腔积血的多少;对比剂增强CT可显示损伤的严重程度。

【治疗】

1.非手术治疗　20世纪80年代以来,由于注意到脾切除术后的患者,主要是婴幼儿,对感染的抵抗力减弱,甚至可发生以肺炎球菌为主要病原菌的脾切除后爆发性感染(OPSI)而致死。随着对脾功能认识的深化,在彻底止血的前提下尽量保留脾脏的方针(特别是儿童)已被多数外科医生接受。

无休克或容易纠正的一过性休克,影像学检查(B 超、CT)证实脾裂伤比较局限、表浅,无其他腹腔脏器合并伤者,可在严密观察血压、脉搏、腹部体征、血细胞比容及影像学变化的条件下行非手术治疗。若病例选择得当,保守治疗成功率可达80%以上,且小儿的成功率高于成人。

2.手术治疗 ①观察中如发现继续出血(48 小时内需输血＞1200mL)或有其他脏器损伤,应立即中转手术;②不符合非手术治疗条件的伤员,应尽快剖腹探查,以防延误;③彻底查明伤情后明确可能保留脾者(主要是Ⅰ、Ⅱ级损伤),可根据伤情,采用生物胶粘合止血、物理凝固止血、单纯缝合修补、脾破裂捆扎、脾动脉结扎及部,分脾切除等;④脾中心部碎裂,脾门撕裂或有大量失活组织,高龄及多发伤情况严重者需迅速施行全脾切除术,为防止小儿日后发生 OPSI,可将 1/3 脾组织切成薄片埋入大网膜囊内进行自体移植,成人多无此必要;⑤在野战条件下或原先已呈病理性肿大的脾发生破裂,行脾切除术;⑥脾被膜下破裂形成的血肿和少数脾真性破裂后被网膜等周围组织包裹形成的局限性血肿,可发生延迟性脾破裂。一般发生在伤后 2 周以内,也有迟至数月以后的。此种情况下应切除脾。

(三)胰腺损伤

【概述】

胰腺损伤占腹部损伤的 1%～2%,主要为交通事故所致。损伤常在胰的颈、体部。由于胰腺位置深而隐蔽,早期不易发现,甚至在手术探查时也有漏诊可能。医源性损伤主要见于胃大部切除术、脾切除术和十二指肠憩室手术。胰腺损伤后常并发胰液漏或胰瘘。因胰液侵蚀性强,又影响消化功能,故胰腺损伤的死亡率高达 20%左右。

【临床表现】

主要表现为上腹明显压痛和肌紧张,还可因膈肌受刺激而出现肩部疼痛。外渗的胰液经网膜孔或破裂的小网膜进入腹腔后,可很快出现弥漫性腹膜炎,结合受伤机制,容易考虑到胰腺损伤的可能。但单纯胰腺钝性伤,临床表现不明显,往往容易延误诊断。部分病例渗液被局限在网膜囊内,直至形成胰腺假性囊肿才被发现。胰腺损伤引起的内出血量一般不大。

【诊断与鉴别诊断】

凡上腹部创伤,都应考虑到胰腺损伤的可能。临床表现主要为腹膜刺激征。

血淀粉酶和腹腔穿刺液的淀粉酶升高,有一定诊断参考价值,30％的胰腺损伤也可无淀粉酶升高。B超可发现胰腺回声不均和周围积血、积液。诊断不明而病情稳定者可做CT检查,能显示胰腺轮廓是否整齐及周围有无积血、积液。

【治疗】

高度怀疑或诊断为胰腺损伤者,应立即手术治疗。因腹部损伤行剖腹手术,怀疑有胰腺损伤可能者,应探查胰腺。胰腺严重挫裂伤或断裂者,手术时较易确诊;但损伤范围不大者可能漏诊。凡在手术探查时发现胰腺附近后腹膜有血肿者,应将血肿切开,包括切断胃结肠韧带或按Kocher方法掀起十二指肠等探查胰的腹侧和背侧,以查清胰腺损伤。手术的目的是止血、清创、控制胰腺外分泌及处理合并伤。①被膜完整的胰腺挫伤,仅做局部引流便可;②胰体部分破裂而主胰管未断者,可用丝线作褥式缝合修补;③胰颈、体、尾部的严重挫裂伤或横断伤,宜作胰腺近端缝合、远端切除术;④胰腺头部严重挫裂或断裂,为了保全胰腺功能,可结扎头端主胰管、缝闭头端腺体断端处,并行远端与空肠Roux-Y吻合术;⑤胰头损伤合并十二指肠破裂者,可施行十二指肠憩室化手术;⑥只有在胰头严重毁损确实无法修复时才施行胰头十二指肠切除。

因胰腺手术后并发胰瘘的可能性很大,各类胰腺手术后,腹内均应留置引流物。引流物不仅要做到引流通畅,还不能过早取出。最好是同时使用烟卷引流和双套管负压吸引,烟卷引流可在数日后拔除,胶管引流则应维持10天以上,因为有些胰瘘要在1周以后才逐渐表现出来。

如发现胰瘘,应保证引流通畅,一般多可在4～6周内自愈,亦有拖延数月之久者,但很少需要再次手术。生长抑素八肽[奥曲肽(善得定),0.1～0.2mg,皮下注射,1次/8小时]及生长抑素十四肽(施他宁,250μg/h,静脉滴注)可用于预防和治疗外伤性胰瘘。

（四）胃损伤

【概述】

腹部闭合性损伤时胃很少受累,只在胃膨胀时偶尔可发生。上腹或下胸部的穿透伤则常导致胃损伤,且多伴有肝、脾、膈肌及胰等损伤。胃镜检查及吞入锐利异物也可引起穿孔,但很少见。

【临床表现】

若损伤未波及胃壁全层(如浆膜或浆肌层裂伤、黏膜裂伤),可无明显症状。若全层破裂,立即出现剧烈腹痛及腹膜刺激征。肝浊音界消失,膈下游离气体,胃管引流出血性物。

【诊断与鉴别诊断】

上腹或下胸部外伤史、腹膜刺激征、X射线检查见腹腔游离气体均提示胃破裂的可能。但单纯胃后壁破裂时症状体征不典型,诊断有时不易。

【治疗】

手术探查必须包括切开胃结肠韧带探查后壁。1/3的病例胃前后壁都有穿孔,还应特别注意检查大小网膜附着处以防遗漏小的破损。边缘整齐的裂口,止血后可直接缝合;边缘有挫伤或失活组织者,需修整后缝合。广泛损伤者,宜行部分切除术。

(五)十二指肠损伤

【概述】

十二指肠位置深在且有肋弓保护,损伤的发病率很低,占整个腹部创伤的3%～4%;损伤较多见于十二指肠二三部(3/4以上)。十二指肠损伤的诊断和处理存在不少困难,死亡率和并发症发生率都相当高。伤后早期死亡原因主要是严重合并伤,尤其是腹部大血管伤;后期死亡则多因诊断不及时和处理不当引起十二指肠瘘致感染、出血和衰竭。

【临床表现】

十二指肠损伤如发生在腹腔内部分,破裂后有胰液和胆汁等消化液流入腹腔,表现为剧烈腹痛和腹膜刺激征。腹膜后十二指肠破裂早期症状体征不明显。

【诊断与鉴别诊断】

腹腔内十二指肠损伤因症状明显,一般不致耽误手术时机。及时识别闭合伤所致的腹膜后十二指肠破裂较困难。这类损伤的早期症状体征多不明显,应提高警惕。下述情况可为诊断提供线索:①右上腹或腰部持续性疼痛且进行性加重,可向右肩及右睾丸放射;②右上腹及右腰部有明确的固定压痛;③腹部体征相对轻微而全身情况不断恶化;④血清淀粉酶升高;⑤腹部平片可见腰大肌轮廓模糊,有时可见腹膜后呈花斑状改变(积气)并逐渐扩展;⑥胃管内注入水溶性碘剂可见外溢;⑦CT显示腹膜后及右肾前间隙有气泡;⑧直肠指检有时可在骶前扣及捻发音,提示气体已达到盆腔腹膜后间隙。

【治疗】

全身抗休克和及时得当的手术处理是关键。剖腹探查时如发现十二指肠附近腹膜后有血肿,组织被胆汁染黄或在横结肠系膜根部有捻发音,应高度怀疑十二指肠腹膜后破裂的可能。此时应切开十二指肠外侧后腹膜或横结肠系膜根部后腹膜,以便探查十二指肠降部与横部。

手术方法很多,取决于损伤部位,归纳起来主要有下列几种。①单纯修补术,适用于裂口不大,边缘整齐,血运良好且无张力者。直接做双层缝合。常用三管法防止缝合口溢漏,即将2个减压管分别经胃造瘘及空肠造瘘口放入十二指肠修补处的近端和远端,另外再安放一空肠营养管备术后灌饲。②带蒂肠片修补术,裂口较大,不能直接缝合者,可游离一小段带蒂空肠管,将其剖开修剪后镶嵌缝合于缺损处。③损伤肠段切除吻合术,十二指肠第三四段严重损伤不宜缝合修补时,可将该肠段切除行端端吻合。若张力过大无法吻合,则将远端关闭,利用近端与空肠行端侧吻合;或缝闭2个断端,做十二指肠空肠侧侧吻合。④损伤修复加幽门旷置术,采用上述修补、补片或切除吻合方法修复损伤后,为保证愈合,防止破裂,通过胃窦部切口以可吸收缝线将幽门做荷包式缝闭,3周后幽门可再通。此法能达到与十二指肠憩室化相同的效果,却比后者简便、创伤小,因此已逐步取代了憩室化手术。⑤胰头十二指肠切除术,只用于十二指肠第二段严重碎裂殃及胰头,无法修复者。手术创伤大,死亡率在40%左右。⑥浆膜切开血肿清除术,十二指肠壁内血肿,除上腹不适、隐痛外,主要表现为高位肠梗阻,若非手术治疗2周梗阻仍不解除,可手术切开血肿清除血凝块,修补肠壁,或行胃空肠吻合术。

治疗十二指肠破裂的任何手术方式,都应附加减压手术,如置胃管、胃造口、空肠造口等行病灶近、远侧十二指肠减压,以及胆总管造瘘等,以保证十二指肠创伤愈合,减少术后并发症。

(六)小肠损伤

【概述】

小肠占据着中、下腹的大部分空间,故受伤的机会比较多。小肠破裂后可在早期即产生明显的腹膜炎。小肠破裂后,,只有少数患者有气腹,所以如无气腹表现,并不能否定小肠穿孔的诊断。一部分患者的小肠裂口不大,或穿破后被食物渣、纤维蛋白素甚至突出的黏膜所堵塞,可能无弥漫性腹膜炎的表现。

【临床表现】

主要为腹痛和腹膜刺激征。

【诊断与鉴别诊断】

腹部外伤史、腹膜刺激征、X射线检查见腹腔游离气体均提示小肠破裂的可能。腹腔穿刺和诊断性腹腔灌洗术有助于诊断。

【治疗】

小肠破裂的诊断一旦确定,应立即进行手术治疗。手术时要对整个小肠和系膜进行系统细致的探查,系膜血肿即使不大也应切开检查以免遗漏小的穿孔。手术方式以简单修补为主。一般采用间断横向缝合以防修补后肠腔发生狭窄。有以下情况时,则应采用部分小肠切除吻合术:①裂口较大或裂口边缘部肠壁组织挫伤严重;②多处破裂集中在一小段肠管上;③肠管大部分或完全断裂;④肠管严重挫伤、血运障碍;⑤肠壁内或系膜缘有大血肿;⑥肠系膜损伤影响肠壁血液循环。

(七)结肠损伤

【概述】

结肠损伤发病率较小肠为低,但因结肠内容物液体成分少而细菌含量多,故腹膜炎出现得较晚,但较严重。一部分结肠位于腹膜后,受伤后容易漏诊,常常导致严重的腹膜后感染。

【临床表现】

主要为细菌性腹膜炎。

【诊断与鉴别诊断】

腹部外伤史、腹膜刺激征提示结肠损伤的可能。腹腔穿刺和诊断性腹腔灌洗术有助于诊断。

【治疗】

除少数裂口小、腹腔污染轻、全身情况良好的患者可以考虑一期修补或一期切除吻合(限于右半结肠)外,大部分患者先采用肠造口术或肠外置术处理,待3~4周后患者情况好转时,再行关闭瘘口。近年来随着急救措施、感染控制等条件的进步,施行一期修补或切除吻合的病例有增多趋势。对比较严重的损伤一期修复后,可加做近端结肠造口术,确保肠内容物不再进入远端。一期修复手术的主要禁忌为:①腹腔严重污染;②全身严重多发伤或腹腔内其他脏器合并伤,须尽快结束手术;③伴有重要的其他疾病如肝硬化、糖尿病等。失血性休克需大量输血(＞2000mL)者、高龄患者、高速火器伤者、手术时间已延误(＞12小时)者。

术中盆腔置引流管,防止脓肿形成。修补或吻合口附近置双腔引流管。

(八)直肠和肛管损伤

【概述】

直肠和肛管损伤少见。火器伤是最常见原因。根据解剖部位,直肠和肛管损伤分为3类:①腹腔内损伤;②腹膜反折以下、肛提肌以上损伤;③肛提肌以下即肛管损伤。

【临床表现】

腹腔内直肠损伤临床表现与结肠损伤基本相同。如发生在腹膜反折之下,则将引起严重的直肠周围感染,但并不表现为腹膜炎,诊断容易延误。若伴腹膜后大血管或骶前静脉丛损伤,可发生失血性休克。

【诊断与鉴别诊断】

腹膜外直肠损伤的诊断线索有:①血液从肛门排出;②会阴部、骶尾部、臀部、大腿部的开放伤口有粪便溢出;③尿液中有粪便残渣;④尿液从肛门排出。直肠指检有重要诊断价值。可发现直肠内有出血,有时还可摸到直肠破裂口。怀疑直肠损伤而指诊阴性者,可行直肠镜检查。

【治疗】

1.腹膜反折以上直肠损伤　应剖腹进行修补,如属毁损性严重损伤,可切除后端端吻合,同时行乙状结肠双筒造口术,2～3个月后闭合造口。

2.腹膜反折以下直肠损伤　应充分引流直肠周围间隙以防感染扩散,并应施行乙状结肠造口术,使粪便改道直至直肠伤口愈合。

3.肛管损伤　浅小的外伤单纯清创缝合;损伤累及括约肌和直肠者,行乙状结肠造口术,并修复已损伤的括约肌和直肠。

（九）腹膜后血肿

【概述】

外伤性腹膜后血肿多系高处坠落、挤压、车祸等所致腹膜后脏器(胰、肾、十二指肠)损伤、骨盆或下段脊柱骨折和腹膜后血管损伤引起的。出血后,血液可在腹膜后间隙广泛扩散形成巨大血肿,还可渗入肠系膜间。

【临床表现】

腹膜后血肿因出血程度与范围各异,临床表现并不恒定,并常因有合并损伤而被掩盖。一般无典型临床表现,部分伤者可有腰胁部淤斑,突出的表现是内出血征象、腰背痛和肠麻痹;伴尿路损伤者常有血尿。血肿进入盆腔者可有里急后重感。

【诊断与鉴别诊断】

直肠指诊触及骶前区伴有波动感的肿块。有时因后腹膜破损而使血液流至腹腔内,故腹腔穿刺或灌洗具有一定诊断价值。B超或CT检查可帮助诊断。

【治疗】

除积极防治休克和感染外,因腹膜后血肿常伴大血管或内脏损伤,多数需行剖腹探查。术中如见后腹膜并未破损,可先估计血肿范围和大小,在全面探查腹内脏器并对其损伤做相应处理后,再对血肿的范围和大小进行一次估计。如血肿有所扩展,则应切开后腹膜,寻找破损血管,予以结扎或修补;如无扩展,可不予切开,因完整的后腹膜对血肿可起压迫作用,特别是盆腔内腹膜后血肿,出血多来自压力较低的盆腔静脉丛,出血自控的可能性较大。如血肿位置主要在中线、十二指肠旁、升结肠旁、降结肠旁和肝门部,因不能除外合并脏器和大血管损伤,不论是否扩展,原则上均应切开后腹膜探查,以便对受损血管或脏器作必要的处理。剖腹探查时如见后腹膜已破损,则应探查血肿。探查时,应尽力找到并控制出血点;无法控制时,可用纱条填塞,静脉出血常可因此停止。填塞的纱条应在术后4～7天内逐渐取出,以免引起感染。

第二节　急性腹膜炎

急性腹膜炎是由细菌感染、腹部损伤、化学性刺激等引起的腹膜急性渗出性炎症。主要表现为腹膜刺激征(腹部压痛、反跳痛和腹肌紧张)和全身中毒症状。按病因可分为细菌性和非细菌性两类;按临床经过可分为急性、亚急性和慢性三类;按发病机制可分为原发性和继发性两类;按累及的范围可分为弥漫性和局限性两类。临床上以急性继发性弥漫性化脓性腹膜炎最为常见,简称急性腹膜炎,若处理不当,轻者可形成腹腔脓肿,重者危及生命。

一、原发性腹膜炎

原发性腹膜炎又称自发性腹膜炎,腹腔内无原发性病灶。致病菌多为溶血性链球菌、肺炎双球菌或大肠埃希菌。细菌一般经血行播散、上行性感染(女性生殖道)、直接扩散或透壁性感染致病。原发性腹膜炎临床上较少见,多发生于儿童,尤其是10岁以下营养不良的女孩,常在上呼吸道感染后发病,成人则多属肝硬化所致的腹水患者。其特点是腹膜感染范围广泛,全身感染中毒症状较重,腹膜刺激征较轻。腹腔穿刺抽出的脓液稀薄不臭,多能培养出病原菌。原发性腹膜炎一般不需手术治疗。

二、继发性腹膜炎

(一)病因

继发性腹膜炎是外科常见病。致病菌主要是胃肠道内的常驻菌群,其中以大肠埃希菌最为多见;其次为厌氧拟杆菌、链球菌、变形杆菌等。一般都是混合感染,故毒性较强。常见于:

1.腹内脏器穿孔或破裂　是急性继发性化脓性腹膜炎最常见的原因。如胃十二指肠溃疡急性穿孔、急性阑尾炎穿孔、急性胆囊炎并发穿孔,以及腹腔内空腔脏器损伤破裂等。

2.腹腔脏器炎症扩散　如急性阑尾炎、急性胰腺炎、女性生殖器官化脓性感染等。

3.腹部手术污染或渗漏　腹部手术中的腹腔污染,胃肠道、胆道、胰腺吻合口渗漏等。

(二)病理生理

1.腹膜充血渗出成脓　腹膜受消化液或细菌毒素刺激,先充血水肿,接着产生浆液性渗出液。随着巨噬细胞、中性粒细胞的增多和细胞坏死、纤维蛋白凝固,渗出液逐渐混浊形成脓性液体。以大肠埃希菌感染为主的脓液呈黄绿色,与其他致病菌混合感染则脓液稠厚,并有粪臭。

2.毒素与细菌吸收　可引起全身炎症反应、脓毒症、甚至休克等。

3.疾病转归

(1)吸收局限:如患者机体抵抗力强,病变轻或细菌致病力弱、治疗及时,感染可被大网膜、肠管粘连局限于腹腔内某一部位而形成局限性腹膜炎。以后渗出液可被逐渐吸收,炎症消散而痊愈;若渗出液不能被完全吸收,则形成腹腔脓肿。

(2)病情发展:如患者机体抵抗力弱,感染严重或细菌致病力强、治疗不及时,则感染可迅速扩散而形成弥漫性腹膜炎。病情进一步发展可形成麻痹性肠梗阻,引起脱水、电解质紊乱和酸碱平衡失调,甚至感染性休克,严重者死亡。

4.肠粘连　腹膜炎治愈后,腹腔内多有不同程度的粘连,部分可导致粘连性肠梗阻。

(三)临床表现

腹内空腔脏器损伤破裂或穿孔引起的腹膜炎发病较突然;腹腔脏器炎症扩散引起的腹膜炎多先有原发病症状,以后才逐渐出现腹膜炎表现。

1.症状

(1)腹痛:是最主要的临床表现。疼痛先从原发病灶开始,逐渐扩散而波及全腹,但仍以病灶处最甚。疼痛一般都很剧烈,难以忍受,持续性腹痛为其特点。深呼吸、咳嗽、改变体位时疼痛加剧。

(2)恶心、呕吐:早期由于腹膜受刺激而反射性吐出胃内容物;后期则因肠麻痹发生反流性呕吐,吐出物含胆汁、甚至有粪内容。

(3)感染中毒症状:可有高热、脉速、呼吸浅快、大汗、口渴等。严重者面色苍白、口唇发绀、呼吸急促、四肢发凉、血压下降、神志恍惚或不清等。

2.体征

(1)视诊:腹部膨隆,腹式呼吸减弱或消失。腹胀加重是病情恶化的重要标志。

（2）触诊：腹部压痛、反跳痛和腹肌紧张是腹膜炎的标志性体征，且以原发病灶最为明显。胃肠或胆囊穿孔可引起强烈的腹肌紧张，呈"板状腹"。幼儿、老人或极度衰弱的患者腹肌紧张不明显，易被忽视。

（3）叩诊：腹部叩诊多呈鼓音。胃肠穿孔时，肝浊音界缩小或消失。腹腔内积液超过 500mL 时，可叩出移动性浊音。

（4）听诊：肠鸣音减弱，肠麻痹时肠鸣音可完全消失。

（5）直肠指检：直肠前窝饱满及触痛，提示盆腔已有感染或形成盆腔脓肿。

（四）辅助检查

1.实验室检查　白细胞计数及中性粒细胞明显增高。病情危急或机体反应低下的患者，白细胞计数可不增高而仅有中性粒细胞比例增高，甚至有中毒颗粒出现。

2.X 线检查　小肠普遍胀气并有多个小液平面是肠麻痹征象。胃肠穿孔约70％可见膈下游离气体。

3.B 超、CT 等影像学检查　能了解肝、胆、脾、胰、肾等情况，以及腹腔内液体的量及部位。B 超引导下腹腔穿刺抽液或腹腔灌洗有助于诊断。

4.诊断性腹腔穿刺或灌洗　根据叩诊或 B 超检查进行定位，一般在下腹部两侧髂前上棘内下方进行诊断性腹腔穿刺抽液。腹腔内液体少于 100mL，多抽不出液体，可注入无菌氯化钠注射液后再进行抽液检查。根据抽出液的颜色、混浊度、气味、涂片镜检、淀粉酶测定和细菌培养等判断急性腹膜炎的病因。胃十二指肠急性穿孔抽出液呈黄色、浑浊、无臭味。饱食后穿孔抽出液可含食物残渣。急性重症胰腺炎抽出液为血性、胰淀粉酶含量高。急性阑尾炎穿孔抽出液为稀薄脓性、略有臭味。绞窄性肠梗阻抽出液为血性、臭味重。结核性腹膜炎抽出液为草绿色透明腹水。如抽出液为不凝血，应想到腹腔内出血。

5.经肛门直肠前穿刺或已婚女性经阴道超声、后穹隆穿刺　对疑似盆腔感染或形成盆腔脓肿的患者有意义。

（五）诊断

根据急性腹痛病史、腹膜刺激征和全身感染中毒症状等表现，做出急性腹膜炎的初步诊断不难。但重要的是要明确急性腹膜炎的病因、病变部位及范围。通过详细询问病史、仔细的腹部及全身检查，结合必要的辅助检查综合分析，多能明确诊断。

（六）治疗

急性腹膜炎的治疗原则是去除病因，妥善处理原发病灶，充分引流腹膜腔，有效控制感染,积极防治休克,加强全身支持。

1.非手术治疗　适用于病情较轻,或虽重但超过 24 小时炎症已有局限趋势者,也是手术疗法前的准备。

(1)卧位:一般取半卧位,以利呼吸和腹腔内液体向盆腔流动,减少吸收、减轻中毒症状。即便形成盆腔脓肿,也容易诊断和引流。休克患者取平卧位或头、躯干和下肢各抬高约 20°的体位。

(2)禁饮禁食、胃肠减压:胃肠穿孔或破裂的患者必须禁饮禁食,并留置胃管持续胃肠减压。胃肠减压可预防和减轻腹胀,促进肠功能的恢复,也可防止或减少胃肠内容物由破裂口向腹腔漏出,是治疗急性腹膜炎的重要措施。

(3)应用抗生素:目前多选用第三代头孢菌素而少用氨苄西林、氨基糖苷类和甲硝唑三联用药方案。

(4)静脉输液:纠正水、电解质与酸碱平衡紊乱,病情严重者应多输血浆、白蛋白或全血。必要时使用糖皮质激素减轻全身中毒症状。

(5)对症处理:酌情给氧、镇静、止痛(诊断明确者可适当应用止痛剂)。在观察治疗期间,禁用吗啡、哌替啶等止痛剂,以免掩盖病情。

(6)补充热量和营养支持:输入葡萄糖,补充白蛋白和氨基酸等。静脉输入脂肪乳可获得较高热量。长期不能进食者,尽早给予肠外营养。

2.手术疗法　为治疗继发性腹膜炎的主要手段。

(1)手术适应证:①经上述非手术治疗 6~8 小时后(一般不超过 12 小时),腹膜炎症状及体征不缓解或反而加重者。②腹腔内原发病变严重,如胃肠穿孔或胆囊坏疽、绞窄性肠梗阻、腹腔内脏器损伤破裂、胃肠手术后短期内吻合口漏所致的腹膜炎。③腹腔内炎症较重,有大量积液,出现严重的肠麻痹或中毒症状,尤其是有休克表现者。④腹膜炎病因不明确,且无局限趋势者。

(2)手术处理原则:①处理原发病灶:如阑尾切除、胃肠穿孔修补、坏死肠管切除等。②清洁腹腔:开腹后立即吸净腹腔内的脓液及渗出液,清除食物残渣、粪便和异物等。局限性腹膜炎不冲洗,以免感染扩散;弥漫性腹膜炎宜用甲硝唑及氯化钠注射液冲洗腹腔至清洁。关腹前一般不在腹腔内应用抗生素以免造成严重粘连。③充分引流:减轻腹腔感染、预防腹腔脓肿。放置腹腔引流管的指征:坏死病灶未能彻底清除或有大量坏死组织无法清除;为预防胃肠穿孔修补等术后发生渗漏;手术部位有较多的渗液或渗血;已形成局限性脓肿。④术后处理:继续禁食、胃肠减压、补液、应用抗生素和营养支持治疗,保证引流管通畅。

三、腹腔脓肿

急性腹膜炎局限后,脓液未能完全吸收而被腹壁、脏器、肠系膜或网膜及其间的纤维粘连包裹,形成腹腔脓肿。腹腔脓肿可分为膈下脓肿、盆腔脓肿和肠间脓肿等。

(一)膈下脓肿

位于膈与横结肠及其系膜之间的脓肿,统称膈下脓肿。可分为右肝上脓肿、右肝下脓肿和左膈下脓肿、网膜囊脓肿。膈下脓肿可发生在一个或两个以上的间隙。右膈下脓肿多见。

1.病理　大多数的膈下脓肿是由腹腔脏器化脓性感染、空腔器官穿孔、肝损伤或腹部手术所致。脓肿的位置与原发病有关。右膈下脓肿,常继发于十二指肠溃疡穿孔、阑尾穿孔、胆囊及胆管化脓性感染;左膈下脓肿多为胃穿孔、脾切除术后感染所致。脓腔小,经非手术治疗可消散吸收。若脓腔大、积脓多、内压高,可自行向腹腔、体表、甚至胸腔溃破。由于患者久病衰弱、抵抗力低下,脓毒症、感染性休克的发生率以及病死率均较高。

2.临床表现　早期常被原发病或手术后的反应掩盖,广泛使用抗生素更使临床表现不典型。

(1)局部表现:脓肿部位可有持续的钝痛,咳嗽、深呼吸时加重。疼痛常位于近中线的肋缘下或剑突下。可引起呃逆、咳嗽、胸痛,并出现胸水或肺不张。季肋区有叩痛,严重时局部皮肤出现凹陷性水肿。右膈下脓肿可使肝浊音界扩大。患侧胸部下方呼吸音减弱或消失。

(2)全身症状:发热,初为弛张热,脓肿形成后持续高热,也可为持续的中度热。脉快、乏力、衰弱、厌食,白细胞计数升高、中性粒细胞比例增高。

3.诊断

(1)急性腹膜炎或腹内脏器炎症治疗过程中,或腹部手术数日后,再出现腹痛、发热,均应考虑本病。

(2)X线检查:可见患侧膈肌升高、活动度受限或消失、肋膈角模糊、积液、胸膜反应、肺下叶不张、膈下占位阴影等。左膈下脓肿,胃底可受压移位。部分脓腔因含气体,可见液气平面。

(3)B超或CT检查:对膈下脓肿的诊断帮助较大。B超既能引导穿刺,还能辅助治疗。穿刺阴性也不能排除脓肿。

4.治疗　膈下脓肿过去主要采用手术治疗。近年,经皮穿刺置管引流术已取得较好的疗效。同时应用抗生素,加强支持治疗,包括输血、补液、营养支持等。

(1)经皮穿刺置管引流术:创伤小,局麻施术,不污染腹腔,引流效果较好。此法已成为膈下脓肿治疗的主要方法,治愈率约达80%。

(2)切开引流术:已很少应用。常用的切口有经前腹壁肋缘下切口和经后腰部切口两种。

(二)盆腔脓肿

盆腔处于腹腔的最低位,腹腔内的炎性渗出物或脓液易积聚于此而形成盆腔脓肿。盆腔脓肿最常见。盆腔腹膜面积小,吸收毒素能力较低。

1.临床表现与诊断

(1)病史:有腹腔感染或手术创伤史,尤其是阑尾穿孔或结、直肠手术史。

(2)全身中毒症状:较轻,可有体温升高、脉速等。

(3)直肠或膀胱刺激症状:表现为里急后重、大便频繁、黏液便、尿频、排尿困难等。

(4)直肠指检:可有肛管括约肌松弛,在直肠前壁可触及向直肠隆起、有触痛及波动感的肿物。已婚女患者可行阴道检查或后穹隆穿刺。

(5)B超(经下腹部、直肠或阴道)或CT检查:诊断有无脓肿及大小、位置等。

2.治疗

(1)非手术治疗:适用于盆腔脓肿较小或尚未形成时。可应用抗生素,辅以热水坐浴、温热盐水灌肠及物理透热等疗法。

(2)手术治疗:适用于盆腔脓肿较大者。在骶管或硬膜外麻醉下,取截石位,用肛门镜显露直肠前壁,穿刺抽出脓液后循穿刺针做一小切口,再将血管钳插入扩大切口,排出脓液,然后放置橡皮管引流3~4天。已婚女患者可经后穹隆穿刺后切开引流。

(三)肠间脓肿

肠间脓肿是指脓液被包围在肠管、肠系膜与网膜之间的脓肿。

1.临床表现与诊断

(1)病史:有腹腔感染、创伤、手术等病史。

(2)粘连性肠梗阻表现:由脓肿周围广泛粘连引起。可有腹痛、腹胀、恶心、呕吐、肠鸣音亢进等表现。腹部压痛或扪及包块。

(3)全身中毒症状:发热等。

(4)X线检查:可见肠间距增宽及肠内积气或小肠液气平面。

(5)B超或CT检查:可确定脓肿的数量及部位。

2.治疗

（1）非手术治疗：应用抗生素、物理透热及全身支持治疗。

（2）手术治疗：剖腹探查适用于非手术治疗无效或发生肠梗阻时，应谨慎清除脓液并行引流术。如 B 超或 CT 检查提示脓肿较局限且为单房，并与腹壁相贴，可采用 B 超引导下的经皮穿刺置管引流术。

第七章　胃十二指肠疾病

第一节　胃十二指肠溃疡

一、胃十二指肠溃疡诊断及治疗

【诊断】

1.症状

(1)胃十二指肠溃疡症状多表现为慢性经过,多数病程已长达几年、十几年或更长时间。大多数为反复发作,病程中出现发作期与缓解期互相交替。发作可能与下列诱因有关:季节(秋末或冬天发作最多,其次是春季)、精神紧张、情绪波动、饮食不调或服用与发病有关的药物等,少数也可无明显诱因。

(2)胃溃疡疼痛通常表现为进食后上腹痛,疼痛多在餐后半小时出现,持续1~2小时,逐渐消失,直至下次进餐后重复上述规律。十二指肠溃疡疼痛多有规律性,疼痛多在餐后2~3小时出现,持续至下次进餐,进食或服用制酸剂后完全缓解。腹痛一般在午餐或晚餐前及晚间睡前或半夜出现,空腹痛及夜间痛。胃溃疡位于幽门管处或同时并存十二指肠溃疡时,其疼痛节律可与十二指肠溃疡相同。疼痛可呈烧灼性或饥饿性钝痛、胀痛或隐痛。

(3)可出现反酸、嗳气、呕吐、黑便、贫血、乏力等临床表现。

2.体检

(1)胃溃疡可有左上腹和(或)剑突下压痛,十二指肠溃疡可有右上腹和(或)剑突下压痛。

(2)查体可伴贫血貌,睑结膜、皮肤苍白。

3.实验室检查

(1)血常规中可出现血红蛋白降低。

(2)胃酸分析可出现基础胃酸排出量和最大胃酸排出量异常。

(3)溃疡活动期大便潜血阳性。

4.辅助检查

(1)溃疡的 X 线征象有直接和间接两种,上消化道造影龛影或钡斑是溃疡的直接征象,可见边缘光滑、整齐的龛影或钡斑。胃溃疡多在小弯侧突出腔外,球部前后壁溃疡的龛影常呈圆形密度增加的钡斑,周围环绕月晕样浅影或透明区,可见黏膜皱襞聚集征象。间接征象多系溃疡周围的炎症、痉挛或瘢痕引起,钡餐检查时可见局部变形、激惹、痉挛性切迹。

(2)纤维胃十二指肠镜不仅可以清晰、直接观察胃十二指肠黏膜变化及溃疡大小、形态,还可直视下刷取细胞或钳取组织行病理学检查。对胃十二指肠溃疡作出准确诊断及良恶性溃疡的鉴别诊断,还能动态观察溃疡的活动期及愈合过程。观察药物治疗效果等。

【鉴别诊断】

胃癌:胃溃疡患者中 10% 可为恶性,胃癌患者中 25% 可表现为溃疡,可通过上消化道造影胃癌征象协助诊治,通过胃镜检查活检确诊。

【治疗原则】

1.原则上内科治疗为主,给予 H_2 受体阻断剂或质子泵抑制剂、胃黏膜保护剂,同时若幽门螺杆菌阳性,应予以除菌治疗。

2.外科治疗其手术适应证包括以下内容:

(1)正规、严格内科治疗(包括根治幽门螺杆菌措施)8~12 周,溃疡不愈合,或溃疡愈合后,6 个月内复发者。

(2)胃十二指肠复合性溃疡,及溃疡合并穿孔、出血、幽门梗阻者。

(3)直径>2.5cm 巨大溃疡或高位溃疡者。

(4)溃疡可疑癌变者。

二、手术治疗理论基础及手术方式选择

【理论基础】

治疗胃十二指肠溃疡,手术方式主要包括胃大部切除术、迷走神经切断加胃窦切除术、胃空肠吻合加迷走神经切断术及选择性迷走神经切断术(或加幽门成形术)等。

1.胃大部切除术为我国最常使用的手术方法,其理论基础为:

(1)切除了胃窦部,消除了由胃泌素引起的胃相胃酸分泌。

(2)切除了大部分胃体,减少了分泌胃酸、胃蛋白酶的壁细胞、主细胞数目,既阻断了胃相胃酸分泌,又去除了大部分头相胃酸分泌的靶器官。

(3)切除了溃疡的好发部位。

(4)切除了溃疡病变本身。

2.胃迷走神经切断术为国外广泛使用,用于治疗十二指肠溃疡,其理论基础为:

(1)消除了头相胃酸分泌。

(2)消除了迷走神经引起的胃泌素分泌,从而阻断胃相胃酸分泌。

【手术方式】

1.胃大部切除术　　主要包括远端胃切除(胃窦部),术中应切除胃体积的50%~70%,同时尽可能切除溃疡。胃切除术后恢复胃肠道连续性的基本方法为胃十二指肠吻合或胃空肠吻合。

(1)胃大部切除胃十二指肠吻合术(毕Ⅰ式胃切除术):胃溃疡治疗应以毕Ⅰ式胃大部切除术为首选手术。吻合后胃肠道接近正常解剖生理结构,胃肠道功能紊乱所致并发症较少。但对于较大的十二指肠溃疡,毕Ⅰ式手术则较为困难。此外若切除范围不足,可能导致术后溃疡复发。

(2)胃大部切除胃空肠吻合术:包括毕Ⅱ式胃空肠吻合和胃空肠 Roux-en-Y 吻合。优点为即使胃切除较多,胃空肠吻合张力也不至于过高,术后溃疡复发率低。且对于十二指肠溃疡切除困难时,可行溃疡旷置术。此外,胃空肠 Roux-en-Y 吻合虽然式式较复杂,但具有减少术后胆汁、胰液通过残胃的优点。

2.胃迷走神经切断术　　包括:迷走神经切断加胃窦切除术、胃空肠吻合加迷走神经切断术。其他手术方式还包括选择性迷走神经切断术(或加幽门成形术)等。

3.胃十二指肠溃疡腹腔镜手术　　随着微创外科的发展,腹腔镜手术已扩大至胃切除术、穿孔修补术以及各类迷走神经切除术等。具有术中出血少、术后疼痛轻、胃肠道功能恢复快等优点。Goh 于 1993 年经腹腔镜行 Billroth Ⅱ式胃大部切除术成功,Ablassmaier 于 1994 年报道了经腹腔镜行 Billroth Ⅰ式胃大部切除术成功,Mayer 等于 1998 年完成了全腹腔镜下 Billroth Ⅰ式胃次全切除术。随着微创手术技巧、操作技术和器械设备的迅速发展,胃十二指肠溃疡腹腔镜手术必将得到迅猛发展,但疗效尚需大规模临床随机对照研究证实。

三、术后并发症诊断及治疗

（一）胃切除术后并发症

1.术后胃出血

【诊断】

胃大部切除术后 24 小时内,胃管内出现暗红色或咖啡色胃液,量一般不超过 300mL,以后色泽逐渐变浅,为正常现象。若术后仍不断有新鲜出血,尤其是 24 小时后上述现象仍然存在,即可确诊。术后 24 小时内发生,多系术中吻合口止血不确切所致。术后 4~6 天出现,多系黏膜坏死脱落后出血。也可能为旷置高位胃溃疡或旷置十二指肠溃疡出血。

【治疗】

多可采用非手术治疗止血,若非手术治疗不能止血或出血量＞500mL/h 时,可行选择性血管造影,相应血管注入血管收缩剂或行栓塞,或手术止血。

2.十二指肠残端破裂

【诊断】

多系十二指肠溃疡切除困难,残端瘢痕组织封闭不满意或血液供应障碍所致。多发生于术后 24~48 小时,患者早期出现明显腹膜炎体征,若有引流管可见管内流出十二指肠液。

【治疗】

立即手术,视局部情况决定手术方式。若局部情况允许可试行残端再缝合,并在十二指肠腔内置 T 管减压,加腹腔充分引流;若局部情况不允许或感染较重或超过 48 小时,应于破裂处及腹腔内置管充分引流,行胃及胆道引流,同时可行空肠造瘘以行肠内营养支持,若瘘口不能自愈,二期手术修补。

3.胃肠吻合口瘘

【诊断】

多因吻合口张力较大或吻合不当所致,也可因患者一般状况较差所致组织愈合能力差而出现吻合口瘘。患者早期出现可有明显腹膜炎体征,晚期形成者可出现局限性脓肿。

【治疗】

治疗原则同十二指肠残端破裂。

4.术后呕吐

【诊断】

多因胃排空障碍或术后梗阻所致,术后梗阻根据其梗阻部位可分为输入段、吻合口及输出段梗阻。根据患者症状、呕吐物性状、消化道 X 线泛影葡胺造影即可确诊。

【治疗】

胃排空障碍患者可通过禁食、胃肠减压、营养支持、促胃肠道动力药物治疗;输入段梗阻多见于毕Ⅱ式结肠前输入段对胃小弯术式,若保守治疗症状不能缓解或症状严重,应行输入输出段之间空肠吻合,或改行 Roux-en-Y 吻合。吻合口机械梗阻多因吻合技术所致,输出段梗阻多因粘连、大网膜水肿、结肠系膜裂孔压迫等造成,若保守治疗无效,可行手术解除梗阻。

5.倾倒综合征

【诊断】

倾倒综合征与胃快速排空有关,早期倾倒综合征在进食后 30 分钟内出现,表现为心血管功能紊乱症候群及以腹泻为主的胃肠道症状。晚期倾倒综合征(低血糖综合征)多在餐后 2～4 小时出现,胃肠道症状则不明显。

【治疗】

饮食治疗为主,主要采用低糖饮食、少食多餐,吃脂肪、蛋白质含量较高的膳食,进食后立即平卧对减轻症状有利。很少需要手术治疗,若保守治疗无效,且症状较重时可手术治疗,可根据情况将毕Ⅱ式改为毕Ⅰ式或 Roux-en-Y 术式。

6.反流性胃炎

【诊断】

多因毕Ⅱ式手术后胆汁、胰液进入残胃所致,临床表现为上腹部或胸骨后持续性灼痛,进食后加重,呕吐物中含胆汁,体重减轻,制酸剂无效。胃镜示黏膜充血、糜烂,活检为慢性萎缩性胃炎。

【治疗】

症状较轻者采用制酸剂、黏膜保护剂、考来烯胺(消胆胺)治疗。严重者需采用手术治疗,可将毕Ⅱ式吻合改为 Roux-en-Y 吻合。

7.吻合口溃疡

【诊断】

大部分发生于胃切除术后 2 年内,多因胃切除不足,胃窦黏膜残留过多所致。临床症状与溃疡相似,疼痛更重。X 线钡餐或胃镜检查即可明确诊断。

【治疗】

行迷走神经切断或符合标准的胃大部切除术。

8.营养性并发症

【诊断】

胃大部切除术后,患者出现体重减轻、贫血、腹泻与脂肪泻、骨病等营养障碍性疾病。根据病史、临床表现、相应实验室检查即可诊断。

【治疗】

长期饮食调节,多给予高蛋白、富维生素、低脂、高钙饮食,少食多餐,口服胰酶、胆盐,补充相应维生素治疗。

9.残胃癌

【诊断】

胃大部切除术后5年以上,残胃发生的原发癌称残胃癌。多发生于术后20~25年,与残胃萎缩性胃炎相关。临床表现为上腹痛、进食后饱胀、消瘦和消化道出血。胃镜活检可确诊。

【治疗】

按胃癌根治术原则手术治疗。

(二)走神经切断术后并发症

1.吞咽困难　多见于迷走神经干切断术后。多由于术中食管下段剥离所致食管局部水肿、痉挛,一般术后2周之内可逐渐恢复。若迷走神经 Harkins 支损伤,术后可造成较长时间痉挛性狭窄,可慎重行食管扩张治疗。

2.胃小弯缺血坏死　多见于高选择性迷走神经切断术时,分离结扎胃左血管剥离较深所致。溃疡直径在0.4~2.0cm 时多无症状,>3cm 易发生溃疡出血。保守治疗为主,若出现穿孔则手术修补。

3.腹泻　迷走神经切断术后,1/3可出现大便次数增加,可能与胆酸代谢改变有关,服用考来烯胺可有效改善症状。

第二节　胃十二指肠溃疡并发症

一、胃十二指肠溃疡急性穿孔

胃十二指肠溃疡穿孔临床上可分为急性、亚急性和慢性三种,其发生率为5%~10%。溃疡穿孔可发生于任何年龄,以30~50岁多见,十二指肠溃疡穿孔多见于40岁以下的青壮年,而胃溃疡穿孔以50岁以上的中老年居多。

【诊断】

1.症状　既往多有溃疡病史,穿孔前症状加重。突发剑突下或上腹部刀割样剧烈疼痛,疼痛可迅速波及右下腹和全腹,常伴恶心、呕吐。可伴休克征象。

2.体检　急性痛苦面容、脉搏快、血压下降。全腹肌紧张,板状腹、压痛、反跳痛明显,以右上腹为著。腹部叩诊可有移动性浊音,肝浊音界缩小或消失,胃泡鼓音区缩小或消失。肠鸣音明显减弱或消失。

3.实验室检查　血常规白细胞计数常>$15×10^9$/L,并伴核左移。血淀粉酶可升高。

4.辅助检查　80%的患者立位腹平片可出现膈下游离气体。若诊断仍可疑,可行腹腔穿刺,抽出黄色、白色混浊消化液或食物残渣即可确诊。

【鉴别诊断】

1.急性胰腺炎　突发上腹痛、伴呕吐及腹膜刺激征。但通常为左上腹痛,向腰背部放射。血清淀粉酶常明显升高,立位腹平片无膈下游离气体。

2.急性胆囊炎　常为右上腹剧烈绞痛或持续性阵痛加剧,向右肩放射。体征主要为右上腹局部压痛和反跳痛,Murphy征阳性。B超提示胆囊炎和(或)胆囊结石。

3.急性阑尾炎　溃疡穿孔流出物沿右结肠旁沟流至右下腹,出现右下腹痛及压痛、反跳痛,可能与急性阑尾炎相混淆。但急性阑尾炎通常症状较轻,体征较局限、无气腹征。

4.胃癌穿孔　对于高龄穿孔患者应高度警惕胃癌穿孔可能。应根据病史、术中有无胃癌征象,必要时行溃疡周边冰冻病理确诊。

【治疗原则】

1.非手术治疗

(1)适应证:适用于一般情况较好、年轻、溃疡病史较短、症状及体征较轻的空腹穿孔患者。

(2)治疗:采取半卧位、持续胃肠减压、静脉使用 PPI 类等抑酸药物、维持水电解质平衡、积极使用抗生素控制感染。经积极保守治疗 6~8 小时,病情加重者应立即手术治疗。对于非手术治疗痊愈患者,需行胃镜检查排除胃癌可能。

2.手术治疗　包括单纯穿孔缝合术和彻底的溃疡手术,适用于症状、体征较重,及饱腹穿孔患者。

(1)单纯穿孔缝合术:操作简单易行,危险性较少,但 2/3 患者可能因溃疡再次行手术治疗。

（2）彻底性手术：可根据患者一般状况、腹腔内炎症和溃疡病变情况加以选择。可行胃大部切除术、迷走神经切断加胃窦切除术（十二指肠溃疡）、高选择性迷走神经切断术（或加幽门成形术）等。

二、胃十二指肠溃疡大出血

上消化道出血是胃十二指肠溃疡最常见的并发症，有 20%～30% 的溃疡患者曾有出血病史，十二指肠溃疡出血较胃溃疡更多见。出血易发生于溃疡病出现后的 1～2 年内。有 10%～15% 的溃疡患者以出血为首发表现。

【诊断】

1.症状　既往可有消化道出血病史，出血前常伴疼痛发作。患者出现呕新鲜血或咖啡样胃液，慢性出血患者可出现黑便。短期内出血量＞800mL 时，可出现休克征象。

2.体检　上腹部可伴轻压痛，听诊肠鸣音活跃。

3.实验室检查　血常规示血红蛋白降低。

4.辅助检查　纤维胃镜可用于诊断及判断出血部位。选择性动脉血管造影可用于明确出血动脉及栓塞治疗。

【鉴别诊断】

1.门脉高压症食管胃底曲张静脉破裂出血　患者多有明确肝炎病史，呕血量大、多伴休克，体检可见肝病体征。实验室检查肝功能不良。但应注意肝硬化患者易发生溃疡病，10%～15% 出血患者可能两种疾病并存。

2.应激性溃疡　患者处于应激状态，出血前可无自觉症状，突然发生大出血，体检无阳性发现，胃镜检查可确诊并同时进行治疗。

3.胃癌出血　一般为小量持续出血，表现为黑便或大便潜血阳性。大出血者多为晚期病例，胃镜检查即可确诊。

4.胆道出血　表现为上腹部或剑突下剧烈绞痛、寒战高热，同时合并上消化道出血（呕血或便血），出血可呈周期性发作。

【治疗原则】

1.非手术治疗

（1）适应证：出血量少及非持续性出血患者均可试行非手术治疗。

（2）方法：禁食、胃肠减压，监测患者生命体征，纠正低血容量状态，全身使用止血药物及胃酸分泌抑制剂（H_2 受体阻断剂、质子泵抑制剂、生长抑素等），同时可行胃管内冰盐水灌注。对于药物止血效果不佳、生命体征平稳的患者，可考虑行血管造影介入栓塞止血、内镜下电凝、激光及药物止血。

2.手术治疗

(1)适应证：短时间内大量失血，休克状态经积极治疗无法改善，6～8小时内需输血 800mL 以上，或 24 小时内需输血 1000mL 以上方能维持血压和血细胞比容患者；年龄大于 60 岁，合并动脉硬化症，难以止血的患者；溃疡病史较长，合并穿孔、幽门梗阻或反复出血患者；非手术治疗无效患者。

(2)术式选择：采用包括溃疡在内的胃大部切除术；也可行迷走神经干切断加胃窦切除（或加幽门成形术）；对于十二指肠后壁溃疡切除困难需行旷置术时，应贯穿缝扎溃疡底部出血动脉，同时可行胃十二指肠动脉、胰十二指肠上动脉结扎。

三、胃十二指肠溃疡瘢痕性幽门梗阻

胃十二指肠溃疡患者约 10% 可能并发幽门梗阻，其中 80% 发生于十二指肠溃疡，其次为幽门管或幽门前溃疡。溃疡病并发幽门梗阻老年人多见，以男性为主。幽门梗阻有器质性和功能性两种。前者是因慢性溃疡导致瘢痕性狭窄，内科治疗无效，常需外科手术治疗；后者由于溃疡周围组织炎症引起充血水肿和幽门反射性痉挛所致，内科保守治疗有效。

【诊断】

1.症状　长期反复发作的溃疡病史，临床表现主要为腹痛及呕吐。上腹部胀满不适及阵发性胃收缩痛、自发性呕吐，以下午和晚间为甚，呕吐宿食、量大（1000～2000mL）、伴腐臭，呕吐后症状缓解。

2.体检　皮肤干燥、弹性差，上腹部膨隆，可见胃型及蠕动波，振水音阳性。

3.实验室检查　长期呕吐可出现低钾低氯性碱中毒。

4.辅助检查　X 线上消化道造影示胃扩张、张力减低、排空延迟。胃镜检查可明确梗阻病因，除外恶性病变。

【鉴别诊断】

1.活动性溃疡致幽门痉挛和水肿　伴溃疡性疼痛症状，梗阻为间歇性，呕吐剧烈但胃扩张不明显，呕吐物不含宿食，经胃肠减压、解痉、抑酸、补液治疗，症状可缓解。

2.胃癌致幽门梗阻　病程较短、胃扩张程度较轻，X 线上消化道造影胃镜检查可确诊。

3.十二指肠球部以下梗阻性病变　十二指肠肿瘤、十二指肠淤滞症所致梗阻，呕吐物中含胆汁，X 线上消化道造影、胃镜可进行鉴别诊断。

【治疗原则】

瘢痕性幽门梗阻应手术治疗。

1.术前准备　应充分纠正低钾低氯性碱中毒、改善营养不良,予抑酸剂、持续胃肠减压,术前3天开始给予温盐水、高渗盐水洗胃。

2.术式选择　包括溃疡及梗阻的胃大部切除术,患者一般状况差或切除幽门困难时可行溃疡旷置术。

第三节　胃肿瘤

一、胃癌

胃癌是全球范围内常见的恶性肿瘤,中国胃癌的人口调整死亡率男性为40.8/10万,女性为18.6/10万,分别是欧美发达国家的4.2～7.9倍和3.8～8.0倍。我国胃癌发病率有明显的地区差异和城乡差别,城市地区是农村地区的1.6倍。由于胃癌及癌前期病变的症状隐匿且无特异性,因此早期胃癌很难发现,我国仅5%～10%的胃癌能够早期诊断。胃癌可发生于任何年龄,以40～60岁多见,男多于女,约为1.9∶1。发病原因目前尚不明确,可能与多种因素,如生活习惯、饮食种类、环境因素、遗传素质、精神因素等有关,也与慢性萎缩性胃炎、胃息肉、胃黏膜不典型增生和肠上皮化生、手术后残胃、以及长期幽门螺杆菌(HP)感染等有一定的关系。胃癌可发生于胃的任何部位,半数以上多见于胃窦部,尤其是胃小弯侧。其次在贲门胃底部,胃体区相对较少。病变仅局限于黏膜及黏膜下层者称为早期胃癌,早期胃癌中直径在5～10mm者称小胃癌,直径<5mm称微小胃癌。癌性病变侵及肌层或全层称为进展期胃癌,通常伴有不同程度淋巴结及脏器转移。胃癌的转移途径包括直接播散、淋巴结转移及血行转移。

【诊断】

1.症状　早期胃癌70%以上无明显症状,可表现为非特异性上腹部不适、食欲缺乏、消化不良、隐痛、反酸、嗳气等症状。病情进展后可出现上腹或左上腹痛,疼痛无规律,恶心、呕吐,体重下降、黑便、不明原因的乏力、消瘦或进行性贫血等。晚期可出现腹部包块、呕血、穿孔。

2.体检　早期体检多无阳性发现,随病情进展上腹部可触及压痛。晚期可触及腹部肿物、锁骨上淋巴结肿大,直肠指诊可触及直肠陷窝肿物。

3.实验室检查　半数患者可出现贫血、低蛋白血症,大便潜血阳性。血清肿瘤标记物 CEA、CA19-9、CA72-4、CA242、CA125 等可用于协助诊断及随诊。

4.辅助检查　X线气钡双重对比造影可发现直径＜1cm 的早期胃癌,检查准确率近 80％。纤维胃镜检查可发现直径＜0.5cm 的早期胃癌并可进行病理诊断,是诊断胃癌最直接准确有效的方法。CT 及超声、内镜超声检查有助于肿瘤诊断及临床分期,可用于评估胃肿瘤侵犯情况、与周围脏器关系、周围实质性脏器有无转移、有无切除可能等。

【鉴别诊断】

应与胃炎、胃溃疡、胃肉瘤、胃良性肿瘤进行鉴别诊断,通过 X 线气钡双重对比造影、纤维胃镜检查即可确诊。

【治疗原则】

以手术为主的综合治疗。

1.手术方式(开腹或腹腔镜)

(1)胃癌根治术:胃切除范围应距肿瘤边缘≥5cm,推荐采用胃切除术联合 D2 淋巴结清扫术。

(2)胃癌姑息性切除术:适用于胃癌较大,侵犯周围脏器,无法完整切除者,或远处淋巴结转移者。

(3)短路手术:肿物浸润广泛、无法切除或患者一般状况极差,可行胃空肠吻合术。

(4)腹腔镜胃癌根治术:具有术中出血少、术后疼痛轻、恢复快、胃肠道功能恢复快、缩短患者住院时间的优势,但尚需大规模临床随机对照研究证实。

2.化学治疗　胃癌化疗主要目的包括胃癌切除术后的辅助化疗,用于消灭残存的微小肿瘤,防止复发;姑息性治疗,用于已经发生转移的难以治愈病例;术前新辅助治疗,提高手术切除率及综合治疗效果;术中化疗,提高综合治疗效果。

胃癌化疗常用药物包括 5-氟尿嘧啶、亚叶酸钙、丝裂霉素、表柔比星、顺铂、奥沙利铂、卡培他滨、紫杉特尔等,常用联合化疗方案包括 ECF、ELF、DCF、FOLFOX 和 XELOX 等。

二、胃恶性淋巴瘤

胃恶性淋巴瘤是胃非癌恶性肿瘤中最常见的类型,原发于胃壁内淋巴滤泡的恶性肿瘤,可表现为局限的原发性病变,但也可以是全身性疾病的一个局部表现。男性患者稍多见,占胃部恶性肿瘤的 3％～5％。

【诊断】

1.症状　无特异性临床表现,可有上腹部疼痛不适、上腹饱胀、反酸、嗳气、呕血、黑便、食欲缺乏、体重下降等症状。

2.体检　上腹部压痛,部分患者腹部可触及包块。

3.实验室检查　可出现贫血、低蛋白血症,大便潜血阳性。

4.辅助检查　X线气钡双重对比造影可显示典型"鹅卵石征"。胃镜检查提示多发浅表溃疡,并可取组织活检;超声胃镜可见侵犯深度及胃壁各层变化和了解胃周淋巴结和邻近组织器官的情况。CT检查可进一步了解肿块部位、范围、大小、胃周围淋巴结有无肿大以及邻近脏器有无占位病变和肝、脾是否肿大。

【鉴别诊断】

胃癌:恶性淋巴瘤发病年龄较轻,病程较长,一般状况较好,梗阻、贫血和恶病质较少见。X线气钡双重对比造影、纤维胃镜检查即可确诊。

【治疗原则】

根据肿瘤大小、部位,分期综合决定。对于ⅠE期和Ⅱ1E期的病变,因病灶较局限,以手术治疗为主。尽可能地根治性切除原发病灶及邻近的区域淋巴结,术后辅以化疗或放疗达到治愈的目的。Ⅱ2E、ⅢE及Ⅳ期的患者则以联合化疗与放疗为主。若患者情况许可,应尽可能切除原发病灶,以提高术后化疗或放疗的效果,并可避免由此引起的出血或穿孔等并发症。可采用根治性胃次全切除术或全胃切除术,彻底切除原发肿瘤及周围淋巴结。术后应辅助化疗及放疗。

三、胃肠间质肿瘤

胃肠间质瘤(GIST)是一类起源于胃肠道间叶组织的肿瘤,占消化道间叶肿瘤的大部分。GIST与胃肠道肌间神经丛周围的Cajal间质细胞(ICC)相似,均有C-KIT基因、CD117、CD34表达阳性。占胃肠道恶性肿瘤的1%～3%,估计年发病率为1/10000～2/10000,多发于中老年患者,40岁以下患者少见,男女发病率无明显差异。GIST大部分发生于胃(50%～70%)和小肠(20%～30%),结、直肠占10%～20%,食管占0～6%,肠系膜、网膜及腹腔后罕见。GIST患者第一次就诊时有11%～47%已有转移,转移主要在肝和腹腔。

【诊断】

1.症状　无特异性临床表现,GIST的症状依赖于肿瘤的大小和位置,通常无特异性。胃肠道出血是最常见症状。贲门部GIST吞咽困难症状也很常见。部分患者因溃疡穿孔就诊,可增加腹腔种植和局部复发的风险。

2.体检　部分患者可触及上腹部活动肿块、表面光滑、结节或分叶状。

3.实验室检查　可出现贫血、低蛋白血症,大便潜血阳性。

4.辅助检查　X线钡餐示边缘整齐、圆形充盈缺损,中央可有"脐样"溃疡龛影,或表现为受压、移位。胃镜可明确肿瘤部位、大小。超声内镜及CT胃三维重建对于外生性肿瘤可协助诊断GIST位置、大小、局部浸润状况、转移等。

5.病理诊断　GIST确诊最终依赖病理切片及免疫组化结果。典型的GISTs免疫组化表型为CD117和CD34阳性。少数病例(5%～7%)CD117阴性,此时胃肠间质肿瘤的诊断主要依靠基因突变类型检测,80%以上的胃肠道间质肿瘤的基因突变类型是KIT或者PDGFRA的突变。DOG1是最近发现的一种在GIST中特异表达的一种细胞膜表面蛋白,目前被认为是一个特异性胃肠道间质肿瘤的诊断标准,尤其适用于CD117以及KIT和PDGFRA突变基因检测阴性的胃肠道间质肿瘤的诊断。

【鉴别诊断】

胃肠道平滑肌瘤/肉瘤:胃平滑肌肉瘤生长快,通常位于胃底,直径常>3cm,伴溃疡、大出血,或可伴严重贫血、血性腹水。平滑肌瘤常位于胃体及胃窦部,纤维胃镜可协诊。临床表现、辅助检查有时与GIST难以鉴别诊断,诊断最终仍需依赖于病理切片及免疫组化结果。GIST大多CD117和CD34弥漫性阳性表达,SMA不表达或为局灶性表达,而平滑肌瘤/肉瘤CD117和CD34阴性表达,SMA弥漫性阳性表达。

【治疗原则】

1.手术切除是胃肠道间质肿瘤唯一能治愈的方法,可行局部切除或楔形切除,切缘距肿瘤边缘应超过2cm。

2.对于术后高度复发风险、手术难以切除或切除术后复发、转移患者,应接受甲磺酸伊马替尼药物治疗。甲磺酸伊马替尼可抑制酪氨酸激酶、C-KIT受体、血小板衍化生长因子受体(PDGFR)等,甲磺酸伊马替尼原发性耐药或继发性耐药患者应接受舒尼替尼药物治疗。舒尼替尼的目标包括:血管内皮生长因子受体(VEGFR)1-血管内皮生长因子受体(VEGFR)3,CD117,KIT,血小板衍生生长因子受体(PDGFR)α和PDGFRβ,作用谱广,舒尼替尼可以作为伊马替尼耐药的一线替代药物。

四、胃良性肿瘤

【诊断】

共分为两大类：一类来源于黏膜的良性上皮细胞瘤，如胃腺瘤、腺瘤性息肉、多见于胃窦部。另一类为良性间叶组织肿瘤，如平滑肌瘤、纤维瘤、脂肪瘤、血管瘤、神经纤维瘤等。

1.症状　通常无症状，剖腹术或钡餐检查时偶然发现，有时可出现上腹部不适、隐痛，贲门附近肿瘤可出现咽下困难，幽门部肿瘤可出现梗阻症状。

2.体检　部分患者可触及腹部肿物、活动、表面光滑或呈结节状，境界清晰。

3.辅助检查　X线钡餐示边缘整齐圆形充盈缺损，中央可有溃疡龛影，或表现为受压、移位。胃镜及活检可明确肿瘤部位、大小及性质。

【鉴别诊断】

胃恶性肿瘤：可通过胃镜活检明确良恶性肿瘤，指导治疗方案。对于外生性肿瘤可通过 B 超及 CT 协助诊断。

【治疗原则】

1.带蒂良性小腺瘤、息肉可行内镜下切除。

2.较小肿瘤可行肿瘤基底黏膜或部分胃壁局部切除。较大肿瘤应行胃部分切除。行术中冰冻检查，除外恶性肿瘤。

第四节　先天性肥厚性幽门狭窄

【概述】

先天性肥厚性幽门狭窄是新生儿期幽门肥大增厚而致的幽门机械性梗阻，是新生儿常见疾病之一，男女之比为 4：1。病因不明。

肉眼观幽门部形似橄榄状，与十二指肠界限明显，长 2～2.5cm，直径 0.5～1.0cm，表面光滑呈粉红或苍白色，质硬但有弹性。肌层特别是环形肌肥厚，达0.4～0.6cm，幽门管狭细。

【临床表现】

多在出生后 2～3 周内发病，表现为进行性加重的频繁呕吐，呕吐物为不含胆汁的胃内容物。进食后出现呕吐，最初是回奶，接着发展为喷射状呕吐。上腹部见有胃蠕动波，剑突与脐之间触到橄榄状的肥厚幽门，是本病的典型体征。患儿可有脱水、体重减轻；血气与生化检查常出现低钾性碱中毒，可有反常性酸尿。

【诊断与鉴别诊断】

1.诊断　根据患儿典型的喷射状呕吐，见胃蠕动波，以及扪及幽门肿块，即可确诊。超声检查探测幽门肌层厚度≥4mm、幽门管长度≥16mm、幽门管直径≥14mm，提示本病；X射线钡餐示胃扩张、蠕动增强、幽门管腔细长、幽门通过受阻、胃排空延缓。

2.鉴别诊断　应与可以导致婴儿呕吐的其他疾病相区别，如喂养不当、感染、颅内压增高、胃肠炎等。幽门痉挛的新生儿也可有出现间隙性喷射状呕吐，但腹部不能触及幽门肿块；钡餐检查有助于区别肠旋转不良、肠梗阻、食管裂孔疝等。

【治疗】

幽门环肌切开术是治疗本病的主要方法，手术可开腹施行也可经腹腔镜施行。在幽门前上方纵行切开浆膜与幽门环肌层，切口远端不超过十二指肠，近侧应超过胃端，使黏膜自由膨出即可。术中应注意保护黏膜、避免损伤。手术结束前，应经胃管注入30mL空气检查有无黏膜穿孔，必要时予以修补。术后当日禁食，以后逐步恢复饮水与喂奶。

第五节　十二指肠憩室

【概述】

十二指肠憩室是部分肠壁向腔外凸出所形成的袋状突起。直径从数毫米至数厘米，80％发生于十二指肠降部，可单发也可多发。75％的憩室位于十二指肠乳头周围2cm范围之内。十二指肠憩室发病率随年龄而增加。

绝大部分十二指肠憩室是由于先天性十二指肠局部肠壁肌层缺陷所致，憩室壁由黏膜、黏膜下层与结缔组织构成，肌纤维成分很少，称为原发性或假性憩室。当憩室颈部狭小时，食物一旦进入，不易排出，憩室内可形成肠石；因引流不畅、细菌繁殖可引起憩室炎，形成溃疡，导致出血甚至穿孔。壶腹周围憩室患者胆道结石发生率高，可致胆管炎、胰腺炎发作。

【临床表现】

十二指肠憩室多数无临床症状，也无特殊体征。仅10％的患者出现症状，表现为上腹疼痛、饱胀、嗳气、腹泻等。并发憩室炎时有中上腹或脐部疼痛，可放射至右上腹或后背，伴恶心、发热、白细胞计数增加，体检有时可有上腹压痛。CT检查可见十二指肠壁增厚、胰周软组织肿胀、肠外气体存在等表现。由于憩室多在后腹膜，穿孔后症状常不典型，可形成后腹膜脓肿，手术时可见十二指肠周围胆汁黄染与蜂窝织炎，需切开后腹膜探查。

【诊断与鉴别诊断】

X 射线钡餐检查特别是低张性十二指肠造影,可见圆形或椭圆形腔外光滑的充盈区,立位可见憩室内呈气体、液体及钡剂三层影。纤维十二指肠镜检查诊断率比较高。B 超与 CT 可发现位于胰腺实质内的十二指肠憩室,因憩室内常含气体、液体与食物碎屑,有时会误诊为胰腺假性囊肿或脓肿。

【治疗】

无症状者不需治疗。有憩室炎症状可行内科治疗,包括调节饮食、抗炎、制酸、解痉等治疗。手术适应证为:内科治疗无效的憩室炎;有穿孔、出血或憩室内肠石形成;因憩室引发胆管炎、胰腺炎等。常用的术式有憩室切除术、憩室内翻缝合术及消化道转流手术;同时存在多个憩室,或乳头旁憩室切除困难者,常用毕Ⅱ式胃部分切除术。

第六节　十二指肠血管压迫综合征

系肠系膜上动脉压迫十二指肠水平部所引起的十二指肠梗阻。

【诊断】

1.症状　长期间歇性反复发作性呕吐,多在饭后 2~3 小时或夜间出现,呕吐物含胆汁及所进食物。呕吐后腹胀减轻,症状可因体位改变而减轻,如侧俯卧、胸膝位等,为本病特征性症状。病史长时可伴消瘦、脱水及营养不良。

2.体检　呕吐时可见胃蠕动波,振水音阳性。

3.辅助检查　X 线钡餐示十二指肠降部扩张或胃扩张,造影剂在十二指肠水平部远侧脊柱中线处中断,有一外形整齐的斜行压迹,钡剂通过受阻。钡剂在 2~4 小时内不能从十二指肠内排空,俯卧位或左侧卧位钡剂可迅速通过水平部。

【鉴别诊断】

应与引起十二指肠梗阻的其他疾病进行鉴别,如十二指肠肿瘤、憩室、炎症以及十二指肠肠外病变,如环状胰腺、肿瘤压迫、粘连等。

【治疗原则】

1.非手术治疗　急性梗阻发作期应采用禁食、胃肠减压、解痉药物、静脉内营养支持及合适体位(俯卧或左侧卧)进行对症治疗。症状缓解后,可进流质饮食,少量多餐,逐步改为软食,饭后即采取俯卧位或左侧卧位,行肠内加强营养支持治疗。营养改善和体重增加后,可以使腹膜后间隙脂肪沉积增多,改善症状。

2.手术治疗　非手术治疗无效应采用手术治疗,常用方法为十二指肠空肠吻合术,若 Treitz 韧带过短,可行 Treitz 韧带松解术。

第八章　小肠疾病

第一节　肠梗阻

任何原因引起的肠内容物通过障碍统称肠梗阻。它是常见的外科急腹症之一。有时急性肠梗阻诊断困难,病情发展快,常致患者死亡。目前的死亡率一般为5%～10%,有绞窄性肠梗阻者为10%～20%。死亡的原因往往是由于诊断错误,延误手术时机,手术方式选择不当,水、电解质与酸碱平衡失调,以及患者年龄大合并心肺功能不全等。

对肠梗阻的分类是为了便于对病情的认识、指导治疗和对预后的估计,通常有下列几种分类方法:

1.按病因分类

(1)机械性肠梗阻:临床上最常见,是由于肠内、肠壁和肠外各种不同机械性因素引起的肠内容通过障碍。

(2)动力性肠梗阻:是由于肠壁肌肉运动功能失调所致,并无肠腔狭窄,又可分为麻痹性和痉挛性两种。前者是因交感神经反射性兴奋或毒素刺激肠管而失去蠕动能力,以致肠内容物不能运行;后者系肠管副交感神经过度兴奋,肠壁肌肉过度收缩所致。有时麻痹性和痉挛性可在同一患者不同肠段中并存,称为混合型动力性肠梗阻。

(3)血运性肠梗阻:是由于肠系膜血管内血栓形成,血管栓塞,引起肠管血液循环障碍,导致肠蠕动功能丧失,使肠内容物停止运行。

2.按肠壁血液循环情况分类

(1)单纯性肠梗阻:有肠梗阻存在而无肠管血液循环障碍。

(2)绞窄性肠梗阻:有肠梗阻存在同时发生肠壁血液循环障碍,甚至肠管缺血坏死。

3.按肠梗阻程度分类　可分为完全性肠梗阻、不完全性肠梗阻和部分性肠梗阻。

4.按梗阻部位分类　可分为高位小肠梗阻、低位小肠梗阻和结肠梗阻。

5.按发病轻重缓急分类　可分为急性肠梗阻和慢性肠梗阻。

6.闭袢性肠梗阻　是指一段肠袢两端均受压且不通畅者,此种类型的肠梗阻最容易发生肠壁坏死和穿孔。

肠梗阻的分类是从不同角度来考虑的,但并不是绝对孤立的。如肠扭转既可是机械性、完全性,也可是绞窄性、闭袢性。不同类型的肠梗阻在一定条件下可以转化,如单纯性肠梗阻治疗不及时,可发展为绞窄性肠梗阻。机械性肠梗阻近端肠管扩张,最后也可发展为麻痹性肠梗阻。不完全性肠梗阻时,由于炎症、水肿或治疗不及时,也可发展成完全性肠梗阻。因此对肠梗阻早期治疗是很重要的。

一、粘连性肠梗阻

【诊断】

1.临床表现

(1)以往有慢性梗阻症状和多次反复急性发作的病史。

(2)多数患者有腹腔手术、创伤、出血、异物或炎性疾病史。

(3)临床症状为阵发性腹痛,伴恶心、呕吐、腹胀及停止排气排便等。

2.体检

(1)全身情况:梗阻早期多无明显改变,晚期可出现体液丢失的体征。发生绞窄时可出现全身中毒症状及休克。

(2)腹部检查应注意如下情况:①有腹部手术史者可见腹壁切口瘢痕;②患者可有腹胀,且腹胀多不对称;③多数可见肠型及蠕动波;④腹部压痛在早期多不明显,随病情发展可出现明显压痛;⑤梗阻肠袢较固定时可扪及压痛性包块;⑥腹腔液增多或肠绞窄者可有腹膜刺激征或移动性浊音;⑦肠梗阻发展至肠绞窄、肠麻痹前均表现为肠鸣音亢进,并可闻及气过水声或金属音。

3.实验室检查　梗阻早期一般无异常发现。应常规检查白细胞计数,血红蛋白,血细胞比容,CO_2结合力,血清钾、钠、氯及尿便常规。

4.辅助检查　X线立位腹平片检查:梗阻发生后的4～6小时,腹平片上即可见胀气的肠袢及多数气液平面。如立位腹平片表现为一位置固定的咖啡豆样积气影,应警惕有肠绞窄的存在。

【鉴别诊断】

1.术后麻痹性肠梗阻　在手术后两周内发生的早期粘连性肠梗阻,需与术后麻痹性肠梗阻相鉴别。术后麻痹性肠梗阻多发生在手术后3～4天,当自肛门排气排便后,症状便自行消失。发病情况为术后梗阻现象持续存在,表现为持续性胀满不适,腹胀明显,呕吐不显著。腹部检查示肠鸣音减弱消失。X线胃肠造影检查示整个肠道有严重胀气,肠积液较少,胃胀气明显,U形肠袢横过中腹,规则。

2.术后早期粘连性肠梗阻　应注意与其他原因引起的机械性肠梗阻相鉴别,如胃大部切除毕Ⅱ式吻合术后的输入输出袢梗阻、吻合口梗阻、肠扭转、内疝、肠套叠等。在老年患者还应注意与假性结肠梗阻鉴别。术后远期粘连性肠梗阻需与肠道炎性疾病鉴别,一般并无困难。

【治疗原则】

用最简单的方法在最短的时间内解除梗阻,恢复肠道通畅,同时预防和纠正全身生理紊乱是治疗肠梗阻的基本原则。

1.非手术疗法　对于单纯性、不完全性肠梗阻,特别是广泛粘连者,一般选用非手术治疗;对于单纯性肠梗阻可观察24～48小时,对于绞窄性肠梗阻应尽早进行手术治疗,一般观察不宜超过4～6小时。

基础疗法包括禁食及胃肠减压,纠正水、电解质紊乱及酸碱平衡失调,防治感染及毒血症。还可采用中药及针刺疗法。

2.手术疗法　粘连性肠梗阻经非手术治疗病情不见好转或病情加重;或怀疑为绞窄性肠梗阻,特别是闭袢性肠梗阻;或粘连性肠梗阻反复频繁发作,严重影响患者生活质量时,均应考虑手术治疗。

手术方式和选择应按粘连的具体情况而定:

(1)粘连带或小片粘连行简单切断分离。

(2)小范围局限紧密粘连成团的肠袢无法分离,或肠管已坏死者,可行肠切除吻合术,如肠管水肿明显,一期吻合困难,或患者术中情况欠佳,可先行造瘘术。

(3)如患者情况极差,或术中血压难以维持,可先行肠外置术。

(4)肠袢紧密粘连又不能切除和分离者,可行梗阻部位远、近端肠管侧侧吻合术。

(5)广泛粘连而反复引起肠梗阻者可行肠排列术。

二、绞窄性肠梗阻

【诊断】

1.临床表现

(1)腹痛为持续性剧烈腹痛,频繁阵发性加剧,无完全休止间歇.呕吐不能使腹痛腹胀缓解。

（2）呕吐出现早而且较频繁。

（3）早期即出现全身性变化，如脉率增快，体温升高，白细胞计数增高，或早期即有休克倾向。

（4）腹胀：低位小肠梗阻腹胀明显，闭袢性小肠梗阻呈不对称腹胀，可触及孤立胀大肠袢，不排气排便。

（5）连续观察：可发现体温升高，脉搏加快，血压下降，意识障碍等感染性休克表现，肠鸣音从亢进转为减弱。

（6）明显的腹膜刺激征。

（7）呕吐物为血性或肛门排出血性液体。

（8）腹腔穿刺为血性液体。

2.实验室检查

（1）白细胞增多，中性粒细胞核左移，血液浓缩。

（2）代谢性酸中毒及水电解质平衡紊乱。

（3）血清肌酸激酶升高。

3.辅助检查　X线立位腹平片表现为固定孤立的肠袢，呈咖啡豆状、假肿瘤状及花瓣状，且肠间隙增宽。

【鉴别诊断】

1.急性肠系膜上动脉闭塞　绞窄性小肠梗阻需与急性肠系膜上动脉闭塞相鉴别。急性肠系膜上动脉闭塞是肠缺血最常见的原因。无论是栓塞或血栓形成所引起的急性肠系膜缺血的症状，其临床表现是相同的。腹痛多为全腹痛或脐周痛。腹痛性质初因肠痉挛为绞痛，其后肠坏死转为持续性。半数以上的患者有呕吐，1/4患者可有腹泻，并可排出鲜红血便，大汗淋漓。极度痛苦面容，体征与症状不一致，患者的痛苦表情和剧烈程度往往超过腹部体征表现，此为肠缺血的特征。若有上述的症状和体征，50岁以上的患者，如存在心肌梗死史、心律失常、低血压等疾病的危险因素时，若突然出现剧烈腹痛，就应考虑到急性肠系膜缺血的可能性。选择性动脉造影可获得明确诊断。

2.妇科急腹症　女性绞窄性肠梗阻的患者，如肠梗阻的原因不明显，诊断性腹穿抽出血性腹水，容易误诊为妇科急腹症如黄体破裂、宫外孕。详细询问病史，仔细的腹部及妇科检查，结合腹部与盆腔B超以及血和尿HCG水平，有助于正确诊断。

【治疗原则】

1.绞窄性小肠梗阻，一经诊断应立即手术治疗，术中根据绞窄原因决定手术方法。

2.如患者情况极严重,肠管已坏死,而术中血压不能维持,可行肠外置术方法,待病情好转再行二期吻合术。

三、肠扭转

(一)小肠扭转

【诊断】

1.症状

(1)多见于重体力劳动青壮年,饭后即进行劳动,姿势体位突然改变等病史。

(2)临床表现为突发持续性剧烈腹痛,伴阵发性加重,可放射至腰背部,早期腹痛在上腹和脐周,肠坏死、腹膜炎时有全腹疼痛,呕吐频繁,停止排气排便。

2.体征 扭转早期常无明显体征,扭转肠祥绞窄坏死时出现腹膜炎和休克。

3.辅助检查 X线腹平片:全部小肠扭转,仅见胃十二指肠充气扩张,而小肠充气不多见,部分小肠扭转见小肠普遍充气,并有多个液平面,或者巨大扩张的充气肠祥固定于腹部某一部位,并且有很长的液平面。

【鉴别诊断】

小肠扭转应注意与胃十二指肠溃疡穿孔等其他急腹症鉴别。还需与其他原因如粘连性肠梗阻、肠套叠等病情进展所致的绞窄性肠梗阻鉴别。另外,应注意与结肠扭转如乙状结肠扭转和盲肠扭转鉴别。一般来讲,不论是全小肠扭转还是部分小肠扭转,术前往往只能做出绞窄性肠梗阻的诊断,它的确切病因只有在剖腹探查时才能明确。

【治疗原则】

1.早期可先试用非手术疗法

(1)胃肠减压:吸除梗阻近端胃肠内容物。

(2)手法复位:患者膝胸卧位,按逆时针方向手法按摩。

2.出现腹膜炎或非手术疗法无效应行手术,无小肠坏死,将扭转肠祥复位,同时观察血运,若肠祥坏死,切除坏死肠祥,并行小肠端端一期吻合。

(二)乙状结肠扭转

【诊断】

1.症状

(1)多见于有习惯性便秘的老年人,可以有过类似发作史。

(2)临床表现为中下腹急性腹痛,阵发性绞痛,无排气排便,明显腹胀是突出特点。

2.体检 见明显的不对称性腹胀,左下腹有明显压痛,扭转早期肠鸣音活跃;扭转肠袢绞窄坏死时出现腹膜炎和休克。

3.辅助检查

(1)X线腹平片:腹部偏左可见一巨大的双腔充气孤立肠袢自盆腔直达上腹或膈肌,降、横、升结肠和小肠可有不同程度的胀气。

(2)X线钡灌肠:可见钡液止于直肠上端,呈典型的"鸟嘴"样或螺旋形狭窄。

【鉴别诊断】

1.急性假性结肠梗阻 急性假性结肠梗阻(或称 Ogilvie 综合征)表现为急性广泛的结肠扩张而缺乏机械梗阻的证据。如果没有得到及时治疗,易于发生结肠穿孔而出现腹膜刺激征,有时与乙状结肠扭转不易鉴别。大多数急性假性结肠梗阻的患者在 50 岁以上,最明显的症状是进行性腹胀,持续 3～4 天。50%～60%的患者有恶心和呕吐。一些人可有顽固性便秘。绝大多数患者中可听到肠鸣音,一般无高调肠鸣音。典型的 X 线腹平片表现为盲肠、升结肠和横结肠明显扩张,远段结肠常缺乏气体。可以通过 hypaque 灌肠或结肠镜检查排除机械性肠梗阻而获得确诊。

2.缺血性结肠炎 缺血性结肠炎是一种由于肠系膜血管闭塞、狭窄或全身低血压引起结肠供血不足,肠壁缺血甚至梗死,继而并发细菌感染而引起的结肠炎。大部分坏疽型缺血性结肠炎起病急,腹痛剧烈,伴有严重的腹泻,便血和呕吐。临床表现与乙状结肠扭转相似。早期即可出现明显的腹膜刺激征。病变广泛的患者还可伴明显的麻痹性肠梗阻。结肠镜检查是诊断缺血性结肠炎最有效的检查方式。

【治疗原则】

1.非手术疗法

(1)禁食、胃肠减压。

(2)试用纤维结肠镜或金属乙状结肠镜通过梗阻部位,并置肛管减压。

(3)乙状结肠扭转经置管减压缓解后,应择期手术,切除过长的结肠。

2.手术疗法

(1)非手术疗法失败或疑有肠坏死,应及时手术。

(2)术中无肠坏死,可将扭转复位,对过长的乙状结肠最好不行一期乙状结肠切除和吻合,以后择期行乙状结肠部分切除术。

(3)已有肠坏死或穿孔,则切除坏死肠袢,近端外置造口,远端造口或缝闭,以后择期行吻合手术,多不主张一期吻合;手术经验丰富者,可视情况完成一期吻合。

（三）盲肠扭转

【诊断】

1.症状 中腹或右下腹急性腹痛,阵发性加重,恶心呕吐,不排气排便。

2.体检 右下腹可触及压痛,腹部不对称隆起,上腹部触及一弹性包块,扭转早期肠鸣音活跃。

3.辅助检查

(1)X线腹平片:示单个卵圆形胀大肠袢,左上腹有气液平,可见小肠胀气,但无结肠胀气。

(2)X线钡灌肠:可见钡剂在横结肠或肝区处受阻。

【鉴别诊断】

1.急性阑尾炎 盲肠扭转的症状是中腹部或右下腹急性腹痛发作,为绞痛性质,阵发性加重,并伴有恶心呕吐。早期易误诊为急性阑尾炎。但是急性阑尾炎一般有转移性右下腹痛,右下腹压痛较局限、固定,白细胞计数增加较显著。

2.急性胃扩张 盲肠扭转X线腹平片显示单个卵圆形胀大肠袢,有气液面,其部位及形状提示有可能为胀大盲肠。位于上腹的游离盲肠当胀气积液重时,X线影像有可能被误认为是急性胃扩张。但经鼻胃管抽吸后,影像无改变。借此可以鉴别。

3.盲肠扭转 仍需与急性假性结肠梗阻和缺血性结肠炎鉴别。

【治疗原则】

1.盲肠扭转应及时手术。

2.盲肠无坏死,将其复位固定,或行盲肠插管造口,术后两周拔除插管。

3.盲肠已坏死,切除盲肠,做回肠升结肠或横结肠吻合,必要时加做回肠插管造口术。

四、肠套叠

【诊断】

1.临床表现

(1)多发于婴幼儿,特别是2岁以下的儿童。

(2)典型表现:腹痛、呕吐、便血及腹部包块。

(3)成人肠套叠:临床表现不如幼儿典型,往往表现为慢性反复发作,较少发生血便。成人肠套叠多与器质性疾病有关(尤其是肠息肉和肿瘤)。

2.辅助检查　空气或钡剂灌肠 X 线检查可见空气或钡剂在套叠处受阻,梗阻端钡剂呈"杯口状",甚至呈"弹簧"状阴影。

【鉴别诊断】

1.急性出血性肠炎　小儿肠套叠临床表现与急性出血性肠炎相似,易被误诊。急性出血性肠炎发病急骤,开始以腹痛为主,多在脐周或遍及全腹,为阵发性绞痛或持续性疼痛伴阵发性加重。往往有寒战、发热。多伴腹泻,80%的患者有血便,呈血水样或果酱样,有时为紫黑色血便。60%的患者有恶心、呕吐。约 1/4 的患者病情较严重,可伴有中毒性休克。体检有不同程度的腹胀、腹肌紧张及压痛,肠鸣音一般减弱。有时可触及伴压痛的包块。X 线腹部平片检查可见小肠扩张、充气并有液平,肠间隙增宽显示腹腔内有积液。

2.成人肠套叠　往往表现为慢性反复发作,较少发生血便。多呈不完全性肠梗阻,症状较轻,表现为阵发性腹痛发作。需与其他原因所致的慢性腹痛如慢性阑尾炎等相鉴别。而且成人肠套叠多与器质性疾病有关(尤其是肠息肉和肿瘤),如怀疑成人肠套叠,需进一步行 X 线钡灌肠检查和内镜检查鉴别不同原发病。

【治疗原则】

1.小儿肠套叠多为原发性,可应用空气或钡剂灌肠法复位。但怀疑有肠坏死者禁忌使用。

2.灌肠法不能复位或怀疑有肠坏死,或为继发性肠套叠者(成人肠套叠多属此型)可行手术疗法。具体手术方法应根据探查情况决定。无肠坏死者行手术复位;有困难时切开外鞘颈部使之复位,然后修补肠壁;已有坏死或合并其他器质性疾病者可行肠切除吻合术或造瘘术。

第二节　短肠综合征

【诊断】

1.临床表现

(1)广泛小肠切除术,特别是回肠及回盲部切除术病史。

(2)营养障碍,如体重减轻、肌肉消耗、乏力、贫血、低蛋白血症、维生素缺乏及微量元素缺乏。

(3)回肠切除后如结肠完整,10%的患者可出现草酸钙泌尿系结石。

2.实验室检查　大便检查示:水样便及镜下大量脂肪球;胃酸测定示:胃酸量明显增加。

3.辅助检查 纤维小肠镜检查示:小肠黏膜增生。

【鉴别诊断】

短肠综合征的最初症状是腹泻伴随着大量水和电解质的丢失,腹泻为水样泻。应注意与术后肠道菌群紊乱相鉴别。根据广泛小肠切除病史或者术后较长时间广谱抗生素应用病史,结合大便涂片或者大便细菌培养结果,一般不难鉴别。另外,短肠综合征还应注意与手术引起内瘘或盲袢形成而导致的盲袢综合征相鉴别。详细询问病史,应用 Schilling 试验和^{14}C-木糖呼吸试验有助于鉴别诊断。

【治疗原则】

1.早期胃肠外营养,维持氮平衡,水电、酸碱平衡;辅以减少肠道运动的药物。

2.2～3 周后,胃肠内营养,以单糖、氨基酸、中链三酰甘油等易消化吸收的营养物质为主,少量多次,经口饮食应等渗,热量主要由静脉补充。

3.8～10 周后,完全胃肠内营养,注意维生素及钙镁的补充。

4.少数患者需终生胃肠外营养。

第三节 小肠炎性疾病

一、克罗恩病

【概述】

克罗恩病的病因迄今不明。发病以年轻者居多,男女发病率大致相等。此病多见于美国、西欧和东北欧,我国少见。

克罗恩病可侵及胃肠道的任何部位,最多见于回肠末段,病变可以单发或多发;可同时累及小肠、结肠,病变局限在结肠者较少见,直肠受累者则不及半数。病变可局限于肠管的一处或多处,呈节段性分布。克罗恩病是肉芽肿性炎症病变,病变累及全层肠壁与侵及局部淋巴结。肠壁增厚,肉芽肿形成,可使肠腔变窄;受累肠系膜也有水肿、增厚和淋巴结炎性肿大;病变肠袢间及与周围组织、器官常粘连,或因溃疡穿透而形成内瘘、外瘘。

【临床表现】

视发病缓急、严重程度以及有无并发症而定。少数患者发病较急,症状类似急性阑尾炎,有中腹或右下腹痛,伴有低热、恶心、呕吐,右下腹有触痛,白细胞计数升高。

慢性期患者多数难以明确发病的时间,症状隐匿,病程较长。最明显的症状是间歇发作的腹部不适、疼痛，是由于部分肠梗阻所引起，常有腹泻，为不成形稀便，但很少有脓血便，常有低热、乏力、食欲减退及消瘦等。

克罗恩病还可有胃肠道外病变表现，如口疮性口炎，眼虹膜炎、结膜炎、葡萄膜炎，皮肤结节性红斑、坏死性脓皮炎，游走性关节炎、关节强硬性脊椎炎，非特异性三联症，硬化性胆管炎，胰腺炎，肾病综合征、肾淀粉样变性，动脉栓塞，静脉栓塞，贫血，血小板增多症等。这些肠外表现结合肠道症状可提示有患病的可能。

克罗恩病并发症有：①肠梗阻，结肠病变患者可出现毒性巨结肠；②出血；③穿孔，90％发生在末端回肠，10％在空肠，多在肠系膜缘对侧，急性穿孔继发有急性腹膜炎、腹腔脓肿，慢性穿孔可导致肠外瘘或与邻近器官相通成内瘘如回肠乙状结肠瘘、肠膀胱瘘、肠阴道瘘等；④潜在恶性变，在长期慢性克罗恩病病变的患者，小肠恶性肿瘤的发生率6倍于一般人群，大肠是4～6倍。

患者多呈营养不良，贫血，严重者可有失水表现，低热，在病情活动的患者可能有恶病质表现伴有间歇高热。腹部可见到肠型、肠鸣音亢进等部分肠梗阻表现，有时可触及包块伴有压痛，提示腹腔内有粘连成团的肠袢或腹内脓肿。有时可见到自发或术后出现的肠瘘。克罗恩病常合并有肛管病变，尤其是大肠有病变的患者，可有肛瘘、肛周脓肿与肛裂，肛裂多为较浅而宽的溃疡，与一般常见的肛裂不同。

【诊断与鉴别诊断】

除临床表现外，X射线钡餐检查可显示回肠末段肠腔狭窄、管壁僵硬，黏膜皱襞消失，呈线样征等，纤维结肠镜检查对诊断大肠克罗恩病甚有帮助，浅形溃疡，鹅卵石样黏膜，尤其是病变间出现正常的黏膜。肠黏膜活检有助于确诊。

克罗恩病应与肠结核和溃疡性结肠炎鉴别。少数克罗恩病患者发病较急或在急性阶段，易误诊为急性阑尾炎。

【治疗】

克罗恩病的治疗至今仍无确切的方法，治疗后症状可得到缓解，然而有一定的复发率。无并发症时，以支持治疗法为主，当有并发症时则需给予外科手术治疗。

全肠外营养支持的指征是：①内科治疗效果不佳，又因其他疾病等因素而不能接受外科手术治疗；②因营养不良而出现生长迟缓的儿童；③多次手术后出现短肠综合征者；④营养不良患者的围术期处理。

外科治疗的适应证为肠梗阻、狭窄，慢性肠穿孔后形成腹腔脓肿，肠内瘘或肠外瘘，长期持续出血，以及诊断上难以排除癌肿、结核者。手术方式主要是短路手术，短路及旷置术，肠管部分切除及吻合术。

单纯短路手术只适用于那些有梗阻而病变范围广，手术创伤大，患者条件差的情况,如克罗恩病引起的十二指肠梗阻。

短路及旷置术是将病变的近端肉眼观察正常的肠管切断,远端肠管关闭,近端与病变肠管的远端正常肠管行端侧吻合,使肠内容物完全分流,被旷置肠段的病变能得到静止。当病变肠段不能切除时,可以此作为第一期手术,待以后再行二期切除术。

病变肠管一期切除及吻合术是效果较好的方式。切除端应离肉眼观察到的病变边缘10cm,以免吻合口部病变复发。多处病变不能做一次切除,只切除有并发症的病变与相邻的病变,过多的切除将产生短肠综合征。肠系膜淋巴结不需做广泛切除,淋巴结的切除并不能防止复发。肠切除后以较大的侧侧吻合重建为宜,防止术后狭窄。

因误诊为阑尾炎等而在手术中发现为此病时,如无梗阻、穿孔等并发症,不必做肠切除术。如盲肠、末段回肠病变明显,切除阑尾后容易发生残端瘘。

二、急性出血性肠炎

【概述】

急性出血性肠炎病因尚未确定,起病急,病情发展快,多发生在新生儿,特别是早产儿。病变主要发生在空肠或回肠,甚至整个小肠,偶尔也可累及结肠。病变多呈跳跃性发生,病变肠管常呈节段性肠壁充血、水肿、炎性细胞浸润、广泛出血、坏死和溃疡形成,甚至穿孔。肠管扩张,肠腔内充满暗红的血性液和坏死物质。受累肠段的系膜也有充血、水肿,淋巴结肿大,腹腔内可有浑浊的或血性渗液。

【临床表现】

常表现为急性腹痛,多由脐周或上中腹开始,呈阵发性绞痛或持续性疼痛伴阵发性加剧。伴有腹泻和腥臭血便、恶心、呕吐、发热。腹部检查有不同程度的腹胀、腹肌紧张、压痛,有时可触及充血水肿增厚的肠袢所形成的包块,肠鸣音一般减弱。肠管坏死或穿孔时,有腹膜炎征象,严重的患者往往出现休克。临床上可分为4型。

1.血便型　以便血为主要症状,也可伴腹痛、发热、腹泻等症状。出血量多少不一,少者仅为便中带血,多者每日达数百毫升。腹部有轻压痛而无明显的腹膜刺激征。需与肠套叠、绞窄性肠梗阻,肠过敏性紫癜等鉴别。

2.中毒型　小儿多见,起病时即有高热,腹痛、腹泻,继之有嗜睡、谵妄、昏迷和休克等表现,休克多在发病1～2天内发生,易误诊为中毒性疾病或消化不良。

3.腹膜炎型　约有半数病例属于此型,表现为腹痛、呕吐、发热,也有腹泻和血便,腹部表现有局限性或弥漫性腹膜炎的征象,腹腔内有积液,肠鸣音减弱,重者可出现休克。

4.肠梗阻型 与一般机械性肠梗阻相似,以阵发性腹绞痛和频繁呕吐为主,常有腹泻,偶尔有少量血便,腹部可见膨胀偶尔有肠型,这一类型较为少见。

【诊断与鉴别诊断】

在剧烈绞痛、腹泻、血便与中毒症状均存在时应多考虑本病。X 射线腹部平片显示小肠扩张积气,空肠黏膜皱襞粗糙,肠间隙增宽,立位片可见气液平面,肠段坏死时则示不规则的致密阴影团。腹腔穿刺液可为血性。实验室检查可见白细胞计数度升高,有血便或大便隐血阳性。术前确诊有时较为困难,误诊率高,常误诊为肠套叠、细菌性痢疾、急性阑尾炎。

【治疗】

一般采用非手术治疗。包括:①禁食,胃肠减压;②纠正水、电解质与酸碱紊乱,如便血量大,可少量多次输血;③抗休克治疗,积极改善因内毒素而产生的中毒症状;④应用广谱抗生素、甲硝唑等以控制肠道细菌特别是厌氧菌的生长;⑤应用肠外营养,既可提供营养又可使肠道休息。

约 50% 的患者经非手术治疗后可以治愈,手术指征为:①因肠坏死或穿孔而出现腹膜刺激征象;②不能控制的肠道大出血;③有肠梗阻表现经非手术治疗不能缓解,反而加重;④局部体征加重,全身中毒症状明显,有休克的倾向,提示有肠坏死的可能;⑤诊断未能确定者。

经剖腹探查后,根据病变的情况选择不同的手术方式:①如病变肠段无坏死、穿孔或大量出血的情况,可用 0.25% 普鲁卡因溶液做肠系膜根部封闭。不作其他处理,继续内科治疗观察。②有肠管坏死、穿孔或大量出血,病变局限者可行肠管部分切除吻合。如病变广泛,可将穿孔、坏死部切除,远近两端肠管外置造门,以后再行二期吻合。也有做一期吻合并作近端肠段插管造口,但其安全性不及前者。

三、肠结核

【概述】

肠结核是结核分枝杆菌侵犯肠管所引起的慢性特异性感染。继发性肠结核多见,病原菌多为人型结核分枝杆菌,结核分枝杆菌可经胃肠道、血液或直接由邻近病灶蔓延至肠道。肠结核多继发于肺结核。好发部位为回肠末端和回盲部。肠结核在病理形态上可表现为溃疡型和增生型两类,也可以 2 种病变并存。

1.溃疡型 为较多见的类型,多发生在末端回肠。病变开始于肠壁的淋巴集结,继而发生干酪样坏死,肠黏膜脱落而形成大小、深浅不一的溃疡,在修复过程中容易造成肠管的环形瘢痕狭窄。常同时伴有腹膜和肠系膜淋巴结核,局部多有肠壁纤维组织增生与之紧密粘连,所以发生溃疡急性穿孔较为少见,而慢性穿孔多局限成腹腔脓肿或形成肠瘘。继发性肠结核多属此型。

2.增生型 多局限在回盲部,在黏膜下层结核性肉芽肿和纤维组织增生,黏膜隆起呈假性息肉样变,也可有浅小的溃疡。肠壁增厚和变硬及与周围粘连。易导致肠腔狭窄和梗阻。原发性肠结核多属此型。

【临床表现】

1.一般表现 本病多见于 20～40 岁的青年及中年。患者常有体弱、消瘦、午后低热、盗汗、食欲减退等结核病的全身症状。但增生型肠结核患者则全身症状常较轻。

2.溃疡型肠结核 主要症状为慢性腹部隐痛,偶尔有阵发性绞痛,位于脐周和中上腹,常于进食后加重,排气或排便后减轻。腹泻便稀多见,偶尔有以便秘为主或腹泻和便秘交替出现,除非病变侵犯结肠,一般粪便不带黏液和脓血。腹部检查右下腹有轻度压痛,肠鸣音活跃。当病变发展到肠管环形瘢痕狭窄或为增生型肠结核时,则主要表现为低位部分肠梗阻症状。腹部检查常可于右下腹扪及固定的肿块,有轻度压痛。发生慢性肠穿孔则出现腹部脓肿和肠外瘘。

3.增生型肠结核 病变发展缓慢,病程长。初期腹部隐痛,其后由于出现不完全性肠梗阻,而转为阵发性绞痛伴有呕吐。腹部有肠型及肠鸣音亢进,右下腹常可触及固定、较硬伴有触痛的包块。

4.实验室检查 可有贫血、血沉增快。胸部 X 射线片示肺内有活动性或陈旧性结核病灶,但在增生型肠结核不一定伴有肺结核。钡餐胃肠道造影示小肠运动加快,回盲部有激惹现象不易充盈造成钡剂残缺,有时可见持续肠痉挛。在增生型肠结核,则见回肠部及升结肠近段有增生性狭窄和畸形或充盈缺损,黏膜皱襞紊乱,肠壁僵硬,结肠袋形消失。

【诊断与鉴别诊断】

1.诊断 根据以上临床表现,特别是肺部或身体其他部位有结核病灶的青壮年患者,应考虑肠结核的可能。X 射线钡餐或钡剂灌肠检查,对诊断具有重要意义。纤维结肠镜检查可察见结肠乃至回肠末端的病变,并可做活组织检查,以确定诊断。

肠结核的诊断须具有下列条件之一:①手术中发现病变,肠系膜淋巴结活检证实有结核病变;②病变组织病理检查证实有结核结节及干酪样变化;③病变组织中找到结核分枝杆菌;④病变组织经细菌培养或动物接种证实有结核分枝杆菌生长。

2.鉴别诊断　溃疡型肠结核的 X 射线表现应与节段性肠炎、溃疡性结肠炎、肠道恶性淋巴瘤相鉴别,而增生型肠结核应重点与盲肠癌鉴别,纤维结肠镜检查与活组织检查可帮助明确诊断。

【治疗】

肠结核主要以内科治疗为主。对于有空洞或开放性肺结核者,需经彻底治疗,待排菌停止,才能使肠道不再继续受到感染。手术治疗的适应证为:①并发肠梗阻;②急性肠穿孔;③慢性肠穿孔形成局限性脓肿或肠外瘘;④不能控制的肠道大出血。

除急诊情况外,手术前原则上应先进行一段抗结核治疗和全身支持疗法,特别是有活动性肺结核或其他肠外结核的患者,需经治疗并待病情稳定后再行外科治疗。术后继续行抗结核及支持治疗。一般手术治疗的原则如下。

1.小肠结核应切除病变肠段做端端肠吻合术。如为多发性病变,可做分段切除吻合,但应避免做广泛切除,以保留足够长度的小肠。

2.回盲部结核应做右半结肠切除及回肠结肠端端吻合术。如病变固定切除有困难,可在病变肠段的近侧切断回肠,将远断端缝闭合,近断端与横结肠做端侧吻合,以解除梗阻,待以后二期手术切除病变肠袢。但应避免施行单纯回肠横结肠侧侧吻合的短路。

3.急性肠穿孔时应急诊剖腹,根据患者全身和局部情况,进行病变肠切除术或腹腔引流术。慢性肠穿孔形成的局限性脓肿,其周围多有紧密粘连,宜行脓腔切开引流术,待病情好转,形成瘘管后再进一步处理。

4.肠外瘘要根据病变部位,按一般治疗肠瘘的原则,维持水和电解质平衡及营养状况,更换敷料保护瘘口周围皮肤,最后多需切除病变肠段才能治愈。

四、伤寒肠穿孔

【概述】

肠穿孔是伤寒病的严重并发症之一。肠伤寒病变主要位于回肠末段,病变的淋巴集结发生坏死,黏膜脱落形成溃疡多在病程的第 2~3 周,所以,并发肠穿孔也多在此期间。80%的穿孔发生在距回盲瓣 50cm 以内,多为单发,多发穿孔约占10%,一般 2~4 个。

【临床表现】

部分患者在穿孔发生前可先有腹泻、腹胀、肠出血等表现,或有饮食不调和误用泻剂等诱因。已经确诊为伤寒病的患者,突然发生右下腹痛,短时间内扩散至全腹,并伴有全腹肌紧张与压痛,以右下腹为明显,肝浊音界缩小,肠鸣音消失,体温初降后升和脉率增快,白细胞计数在原来的基础上有升高,X 射线腹部透视或拍片发现气腹,应考虑本病。

【诊断与鉴别诊断】

当明确有肠伤寒的患者出现急性弥漫性腹膜炎时当不难作出诊断。

对病情严重,神志不清的患者,由于不能获得正确的主诉,要认真观察,反复检查比较腹部体征,如腹膜刺激体征发展,听诊肠鸣音消失,白细胞计数上升,有助于诊断。

对于伤寒病症状轻微和不典型的患者,则应结合季节和伤寒流行的动态,并详细询问腹痛发生前有否低热、头痛不适、四肢酸痛、食欲减退等表现,以便和急性阑尾炎等急腹症鉴别。手术时应取腹腔渗液做伤寒杆菌培养。另外,血伤寒杆菌培养和肥达反应试验,有助于明确诊断。

【治疗】

伤寒肠穿孔确诊后应及时手术治疗。一般采用右下腹腹直肌切口,原则是施行穿孔缝合修补术。如穿孔过大,其周围肠壁水肿严重,可做近端回肠插管造口,以保证穿孔缝合处愈合。但是,对术中发现肠壁很薄接近穿孔的其他病变处,也应做浆肌层缝合,以防术后发生新的穿孔。腹腔内应置放双腔负压引流管。肠伤寒穿孔患者一般难以耐受大手术打击,故一般不应做肠切除术,除非肠穿孔过多,以及并发不易控制的大量肠道出血,而患者全身状况尚许可者,才考虑采用。

第四节　小肠肿瘤

【概述】

小肠肿瘤的发病率较胃肠道其他部位为低,约占胃肠道肿瘤的 5%,恶性肿瘤占 3/4 左右。小肠肿瘤有良性及恶性两类。良性肿瘤较常见的有腺瘤、平滑肌瘤,其他如脂肪瘤、纤维瘤、血管瘤等。恶性肿瘤以恶性淋巴瘤、腺癌、平滑肌肉瘤、类癌等比较多见。腺癌可突向肠腔内生长,呈息肉样,也可沿肠壁浸润生长,引起肠腔狭窄,一般腺瘤和癌常见于十二指肠。其他则多见于回肠和空肠。

类癌常发生于胃肠道,45% 位于阑尾,28% 位于回肠末端,直肠占 16%,源于中肠者(胃、十二指肠、空回肠及右半结肠)多分泌 5-羟色胺,源于后肠者(左半结肠、乙状结肠)分泌生长抑素为主。类癌中 75% <1cm,约 2% 可有转移,1~2cm 者

50％可有转移,>2cm 者 80％～90％可出现转移,如肝转移。

此外,小肠还有转移性肿瘤,可由胰、结肠和胃癌直接蔓延,也可从远处经淋巴管或血行播散而来,如卵巢癌、黑色素瘤等。

【临床表现】

不典型,近 1/3 的小肠肿瘤并不产生症状,可有下列一种或几种症状。

1.腹痛　是最常见的症状,可为隐痛、胀痛乃至剧烈绞痛,当并发肠梗阻时,疼痛尤为剧烈。并可伴有腹泻、食欲减退等。

2.肠道出血　常为间断发生的柏油样便或血便,或大出血。有的因长期反复小量出血未被察觉,而表现为慢性贫血。

3.肠梗阻　引起急性肠梗阻最常见的原因是肠套叠,但绝大多数为慢性复发性。肿瘤引起的肠腔狭窄和压迫邻近肠管也是发生肠梗阻的原因,亦可诱发肠扭转。

4.腹部肿块　一般肿块活动度较大,位置多不固定。

5.肠穿孔　多见于小肠恶性肿瘤,急性穿孔导致腹膜炎,慢性穿孔则形成肠瘘。

6.类癌综合征　类癌大多无症状,小部分患者出现类癌综合征,由于类癌细胞产生的 5-羟色胺和血管舒缓素的激活物质缓激肽所引起,主要表现为阵发性面、颈部和上躯体皮肤潮红(毛细血管扩张),腹泻,哮喘和因纤维组织增生而发生心瓣膜病。常因进食、饮酒、情绪激动、按压肿瘤而激发。大多见于类癌而有肝转移的患者。

【诊断与鉴别诊断】

小肠肿瘤的诊断主要依靠临床表现和 X 射线钡餐检查,由于小肠肿瘤的临床症状不典型,并又缺少早期体征和有效的诊断方法,因此容易延误诊断。对具有上述一种或数种表现者,应考虑小肠肿瘤的可能,需做进一步的检查。

1.X 射线钡餐检查,对疑有十二指肠的肿瘤,采用弛张性十二指肠钡剂造影。

2.纤维十二指肠镜、纤维小肠镜、胶囊内镜检查及选择性动脉造影术,可提高诊断率。

3.对怀疑类癌的病例,测定患者尿中的 5-羟色胺的降解物 5-羟吲哚乙酸(5-HIAA),有助于确定肿瘤的性质。

4.必要时可行剖腹探查。

【治疗】

诊断明确或其他剖腹手术发现时应予切除。小的或带蒂的良性肿瘤可连同周围肠壁组织一起做局部切除。较大的或局部多发的肿瘤做部分肠切除吻合术。恶性肿瘤则需连同肠系膜及区域淋巴结做根治性切除术。术后根据情况,选用化疗或放疗。如肿瘤已与周围组织浸润固定,无法切除,并有梗阻者,则可做短路手术,以缓解梗阻。抗组胺及氢化可的松可改善类癌综合征。

第五节　先天性肠疾病

一、先天性肠闭锁和肠狭窄

【概述】

肠闭锁和肠狭窄是肠道的先天性发育畸形,为新生儿时期肠梗阻的常见原因之一。发生部位以空回肠多见,十二指肠次之,结肠最少见。

肠闭锁一般分 3 种类型:①肠腔内存在隔膜,使肠腔完全阻塞;②肠管中断,两肠段间仅为一索状纤维带相连;③肠管闭锁两端呈盲袋状完全中断,肠系膜也有"V"形缺损。单一闭锁为多,也可有多处闭锁,犹如一连串香肠形。

肠狭窄以膜式狭窄为多见,程度较轻者仅为一狭窄环。短段形狭窄则少见。

【临床表现】

无论肠闭锁的高低,均为完全性肠梗阻,主要表现为:①呕吐,高位闭锁的病儿,出生后首次喂奶即有呕吐,逐渐加重且频繁。呕吐物含哺喂的水、奶和胆汁。回肠和结肠闭锁则呕吐多在生后 2～3 天出现,呕吐物含有胆汁和粪汁,呕吐次数不如高位闭锁频繁。②腹胀,高位闭锁者上腹膨隆,可见胃型,剧烈呕吐后膨隆消失。低位闭锁则表现全腹膨胀、肠鸣音亢进,或可见肠型。③排便情况,病儿生后不排胎粪或仅排出少量灰绿色黏液样物。

高位肠闭锁病儿经反复多次呕吐,很快出现脱水、电解质紊乱及酸中毒。低位肠闭锁晚期由于肠管极度扩大,可伴发穿孔引起腹膜炎。

肠狭窄病儿呕吐出现的早晚和腹胀程度,视狭窄的程度而不同,可表现为慢性不全肠梗阻。狭窄严重者表现与肠闭锁相似。

【诊断与鉴别诊断】

除根据上述临床表现外,高位肠闭锁在腹部 X 射线平片上,可见上腹部有数个液平面,而其他肠腔内无空气。低位肠闭锁则可见多数扩大肠曲与液平面,钡灌肠可见结肠瘪细。肠狭窄则可借助钡餐检查,并确定其狭窄部位。

【治疗】

肠闭锁确诊后,应在纠正水、电解质的紊乱及酸碱平衡失调后,立即手术治疗。

十二指肠闭锁可行十二指肠、十二指肠吻合术或十二指肠、空肠吻合术。空、回肠闭锁则在切除两侧盲端后行端端吻合。术中应切除闭锁近端扩大肥厚、血供差的肠管,以防止发生术后吻合口通过障碍。结肠闭锁多先做结肠造瘘,二期行关瘘、吻合术。肠狭窄也以切除狭窄肠段后行肠端端吻合效果为好。

二、先天性肠旋转不良

【概述】

先天性肠旋转不良是由于胚胎发育中肠管旋转发生障碍,从而并发肠梗阻或肠扭转。

当肠管旋转不全,盲肠位于上腹或左腹,附着于右后腹壁至盲肠的宽广腹膜索带可压迫十二指肠第二部引起梗阻;也可因位于十二指肠前的盲肠直接压迫所致。另外,由于小肠系膜不是从左上至右下附着于后腹壁,而是凭借狭窄的肠系膜上动脉根部悬挂于后腹壁,小肠活动度大,易以肠系膜上动脉为轴心,发生扭转。极度扭转造成肠系膜血循障碍,可引起小肠的广泛坏死。

【临床表现】

发病年龄不定。多数发病于新生儿期的典型症状是:出生后有正常胎粪排出,生后3～5天出现间歇性呕吐,呕吐物含有胆汁。十二指肠梗阻多为不完全性,发生时上腹膨隆,有时可见胃蠕动波,剧烈呕吐后即平坦萎陷。梗阻常反复发生,时轻时重。病儿有消瘦、脱水、体重下降。

发生肠扭转时,主要表现为阵发性腹痛和频繁呕吐。轻度扭转可因改变体位等自动复位缓解,如不能复位而扭转加重,肠管坏死后出现全腹膨隆,满腹压痛,腹肌紧张,血便及严重中毒、休克等症状。

【诊断与鉴别诊断】

新生儿有上述高位肠梗阻症状,即应怀疑肠旋转不良的可能,特别是症状间歇性出现者,更应考虑。腹部 X 射线平片可见胃和十二指肠第一段扩张并有液平面,小肠内仅有少量气体。钡剂灌肠显示大部分结肠位于左腹部,盲肠位于上腹部或左侧。

【治疗】

有明显肠梗阻症状时,应在补充液体,纠正水、电解质紊乱,放置鼻胃管减压后,尽早施行手术治疗。手术的原则是解除梗阻恢复肠道的通畅,根据不同情况采用切断压迫十二指肠的腹膜索带,游离粘连的十二指肠或松解盲肠;肠扭转时行肠管复位。有肠坏死者,做受累肠段切除吻合术。

第九章　阑尾疾病

第一节　急性阑尾炎

【概述】

急性阑尾炎为最常见的外科急腹症之一。多发生于20～30岁的青年人,但任何年龄均可发生,男性比女性发病率高。阑尾腔阻塞和细菌侵入阑尾壁,是发病的主要原因。

急性阑尾炎根据病理解剖可分为4种类型:①急性单纯性阑尾炎;②急性化脓性阑尾炎;③急性坏疽性阑尾炎;④阑尾周围脓肿。阑尾发炎部位通常在阑尾末端,以上4型是阑尾炎症的不同阶段,若阑尾炎穿孔可发生局限性或弥漫性腹膜炎,如未及时手术仍有一定病死率;如患者抵抗力强或发展较慢,局限性腹膜炎可被大网膜、肠管、肠系膜包裹则形成阑尾脓肿。

【临床表现】

1.腹痛　多为突发性、持续性,也可为阵发性加剧的腹部隐痛、钝痛,粪石梗阻性阑尾炎,开始即为剧烈的阵发性腹痛。腹痛从脐周、上腹或全腹部开始,经数小时或十几小时后转移并固定于右下腹部。阑尾位于盲肠后位时,开始即为右下腹部疼痛,但一般较轻,阑尾位置如有异常,尖端指向右季肋部,易误诊为胆囊炎。阑尾炎穿孔则腹痛可弥漫至全腹部,但右下腹部仍最重。

2.胃肠道症状　早期常伴恶心、呕吐,尖端发炎的阑尾到盆腔部,刺激直肠者有腹泻。

3.全身症状　一般不发热或仅有轻度发热,体温在38℃以下。如阑尾穿孔者,体温明显升高。如伴有寒战、高热、黄疸者,为并发门静脉炎征象。

4.腹膜刺激征　腹痛转移至右下腹部后,右下腹有局限性压痛、反跳痛及肌紧张。

5.腰大肌刺激征　阑尾位于盲肠后位,腰大肌受刺激,髋关节呈屈曲状;如左侧卧位,检查者左手压住患者髂嵴部,右手握住右下肢逐渐向后过伸位右下腹疼痛者为腰大肌试验阳性。

6.实验室检查　白细胞计数增高,一般在$(10\sim15)\times10^9/L$,中性粒细胞增多,如超过$20\times10^9/L$者,可能有阑尾穿孔,但年老体弱者也可不增多。小便常规检查,无红细胞。

【诊断与鉴别诊断】

1.诊断　患者有转移性右下腹痛、阑尾部位压痛及白细胞增高基本可确诊为阑尾炎。

2.鉴别诊断　急性阑尾炎需要与下列疾病相鉴别。

(1)右肾与右输尿管结石:尿路结石为绞痛,较剧烈,且向生殖器部位放射,腹肌紧张不明显,右侧腰部压痛比较显著。尿中常含有红细胞,X射线片上常可看到结石影。

(2)急性胆囊炎及胆石症:一般为绞痛,痛较剧烈,且有多次发作病史。局部压痛在右上腹部。

(3)十二指肠溃疡穿孔:穿孔后,消化道内容物可沿升结肠外侧流到右髂窝处,引起右下腹部压痛和肌紧张,致与阑尾炎相似症状。多有溃疡或"胃痛"病史。如仔细体格检查,注意肝浊音区的变化及有无气腹等,可以区别。

(4)急性输卵管炎:疼痛部位较低,左右两侧都有同样的压痛,白带多。

(5)卵泡破裂:卵泡破裂通常发生于月经后2周左右,多见于年轻的女性患者。虽然此病也可有体温微升和白细胞增多,但其局部症状如压痛和腹肌紧张多不如急性阑尾炎显著。

(6)宫外孕:仔细追问有无月经过期的病史和妊娠反应等。注意有无面色苍白、脉搏增快、休克等内出血症状。做阴道检查时,常可摸到与子宫相连的压痛块。

(7)急性梅克尔憩室炎:剖腹前不可能鉴别,因此在手术时如发现阑尾正常,必须检查回肠下段,以免误诊。

【治疗】

1.非手术治疗

(1)适应证:①早期急性单纯性阑尾炎;②患者全身情况差或因客观条件不允许如合并严重心肺功能障碍时;③急性阑尾炎已延误诊断超过48小时,形成炎性肿块也可采用非手术治疗。

(2)方法:卧床休息、禁食、静脉补充水及电解质和热量,同时应用有效抗生素并对症处理。

2.手术治疗

(1)阑尾切除术:急性阑尾炎无论有无穿孔均行阑尾切除术。如阑尾呈坏疽性炎症,阑尾周围有较多脓性分泌物者,或阑尾穿孔、弥漫性腹膜炎,将脓液吸净后放置引流,严重者延期缝合。手术后用大量抗生素治疗感染。

(2)阑尾周围脓肿:先行保守疗法,禁食、输液、抗感染、局部理疗。如肿块缩小体温正常者,可出院 3 个月后再手术切除阑尾。如果保守治疗进程中,体温日渐升高、肿块增大、疼痛不减轻者,应行脓肿切开引流术,伤口痊愈 3 个月后再行阑尾切除术。

第二节　慢性阑尾炎

【诊断】

1.症状　既往多有急性阑尾炎发作史,以后反复发作,常有反射性胃部不适、腹胀、便秘等症状。比较典型症状为右下腹疼痛或其他不适症状,剧烈活动、饮食不当、气候变化或其他原发病致免疫力降低时可诱发。也有部分患者无急性阑尾炎发作病史,反复发作右下腹疼痛,多为隐痛,可合并消化不良、腹泻、腹胀等症状。

2.体征　右下腹局限性压痛,位置固定,除非急性发作,较少有腹膜刺激征。当局部形成脓肿或有包裹粘连机化时或可触及包块或条索。

3.实验室检查　血象可正常或偏高,急性发作时通常偏高。

4.辅助检查　B 超、CT 等影像学检查或可发现肿大的阑尾或局部包裹粘连等改变。显影良好的钡灌肠可见阑尾充盈不良,管腔不规则、狭窄变细、扭曲固定等表现,局部有压痛。如阑尾充盈正常,但排空延迟至 48 小时或 72 小时后仍有钡剂残留,或者充盈的阑尾走行僵硬,位置不易移动,阑尾腔不规则、有狭窄也可作为诊断依据。

【鉴别诊断】

慢性阑尾炎诊断有时困难,急性发作时可有较典型症状同急性阑尾炎,非急性期病史体征可以有多种表现,且需排除其他诊断。

1.各种盆腔脏器炎　可有相应的特殊病史、症状或查体表现,B 超也可发现客观形态学改变。

2.慢性胆囊炎　通常有急性胆囊炎发作史,疼痛部位偏上腹,伴上消化道不适症状。B 超可见胆囊形态改变,通常为结石性。

【治疗原则】

手术切除为诊断及治疗方法,术中发现阑尾增生变厚,扭曲,严重粘连等可证实慢性阑尾炎,另外术后病理检查也可证实慢性阑尾炎的诊断。同时对不典型病例还可探查有无盲肠、结肠、回肠、附件等病变。

第三节　阑尾周围炎及阑尾周围脓肿

【诊断】

1.症状　通常为急性阑尾炎发作后出现持续高热,右下腹痛,部位可较固定,有时伴有腹胀腹泻等消化道症状或尿路刺激症状。

2.体检　右下腹固定点压痛、肌紧张,有时可触及囊性肿块伴明显压痛,肠鸣音减弱或消失。

3.实验室检查　血常规化验结果表现为白细胞及中性粒细胞计数升高,尿检有时可见红、白细胞。

4.辅助检查　B超检查阑尾肿胀或可发现阑尾区积液,也可发现右下腹囊实性肿块。腹平片有提示意义的征象包括右下腹或全腹小肠扩张积气;盲肠扩张;腰大肌边缘消失等。CT检查可发现阑尾周围蜂窝织炎,脓肿部位、大小、包裹情况,阑尾石,并除外肿瘤或其他疾病。

【鉴别诊断】

1.各种盆腔脏器炎　可有相应的特殊病史、症状或查体表现,B超也可发现客观形态学改变,但炎症范围较广或形成脓肿包裹后有时难于寻找原发灶。

2.卵巢囊肿蒂扭转　通常为阵发性绞痛,盆腔检查或B超检查可明确诊断。

【治疗原则】

诊断明确后根据实际情况选择治疗,原则以保守为主,予抗炎、禁食水、营养支持。

手术指征为:①非手术治疗7天,炎症未能控制,体温无下降,症状体征继续加重,脓肿形成;②非手术治疗3天,体温升高,局部症状继续加重,甚至出现休克的早期表现。

手术方式:①脓肿引流＋阑尾切除,适用于局部肠管水肿不明显,粘连不重尚可解剖者,但术后肠瘘发生率较高;②单纯脓肿引流,适用于肠管水肿明显,粘连重无法解剖者,待引流术后3个月或炎症消退后行阑尾切除手术。

第四节　阑尾黏液囊肿

【诊断】

1.症状　间断发作慢性右下腹痛的特点,部位可较固定,类似慢性阑尾炎症状。

2.体检　右下腹触及囊性肿块。急性炎症发作时伴有压痛、腹肌紧张,与急性阑尾炎相同。

3.实验室检查　急性炎症发作时血常规化验结果表现为白细胞及中性粒细胞计数升高。

4.辅助检查　B超检查阑尾包裹性肿块。钡灌肠可见回盲间隙扩大伴肠间光滑压迹等间接征象。

【鉴别诊断】

与慢性阑尾炎相似。

1.卵巢囊肿　间断中下腹不适,月经改变,不孕等症状,查体发现附件囊性包块,B超可较明确诊断。

2.小肠憩室　可伴消化道不适症状,可伴发憩室炎、出血、穿孔、肠梗阻、内瘘等。腹平片有时可见含气囊袋或气液面。全消化道造影可鉴别。

【治疗原则】

行阑尾切除术,但是要完整切除囊肿,以防止破裂,如果囊肿破裂,恶性病例可发生腹腔内播散转移。

第五节　阑尾假性黏液瘤

【诊断】

1.症状　通常无典型症状或类似阑尾黏液囊肿,可腹膜转移,但不转移至肝或淋巴结,腹膜种植后出现隐痛或消化道症状,也可引起肠梗阻。

2.体检　一般无阳性发现,有时腹部肿块为较大转移灶。

3.实验室检查　无特异检查。

4.辅助检查　B超、CT检查阑尾或腹腔内多发包裹性包块。

【鉴别诊断】

同阑尾黏液囊肿相似,但最后确诊靠手术取病理。

1.妇科囊肿　间断中下腹不适,月经改变,不孕等症状,查体发现附件囊性包块,B超可较明确诊断。

2.小肠憩室　可伴消化道不适症状,可伴发憩室炎、出血、穿孔、肠梗阻、内瘘等。腹平片有时可见含气囊袋或气液面。全消化道造影可鉴别。

【治疗原则】

彻底手术切除所有病灶包括回盲部、已种植器官及组织。若腹腔转移范围广,可以尽量切除或多次切除,减少肿瘤体积,除彻底清除外可再行腹腔药物灌注化疗。

第六节　阑尾类癌

【诊断】

1.症状　阑尾类癌主要位于黏膜下层,3/4位于阑尾尖端,少数表现为体、根部增厚。阑尾类癌不出现阑尾腔梗阻时往往无症状,难以诊断,即使出现症状也与急性阑尾炎无法鉴别。多数患者因阑尾炎手术而发现。

2.体检　由于类癌体积较小,多数直径<2.0cm,一般无阳性发现,有时腹部触及肿块多为较大转移灶。

3.实验室检查　无特异检查。

4.辅助检查　B超和CT检查阑尾或腹腔内多发包裹性包块。

【鉴别诊断】

早期诊断困难,最后确诊依赖手术切除的病理结果。

【治疗原则】

1.阑尾类癌<2cm,局限于阑尾而未转移时,可行阑尾切除术,不需要其他治疗。

2.阑尾类癌>2cm,肿瘤位于阑尾根部并侵犯盲肠,侵及阑尾系膜、回盲部,有病理证实的区域淋巴结转移,可行右半结肠切除术。

3.术中未发现而术后病理证实为类癌者,符合行扩大的右半结肠切除术标准,可再次手术行扩大的右半结肠切除术。

第七节　阑尾腺癌

【诊断】

1.症状　发病年龄较高,但通常无典型症状,多数表现为急、慢性阑尾炎,晚期病例伴周围侵犯和远处转移。

2.体检　一般无特征性体征,偶可表现为右下腹压痛,肿瘤晚期时阑尾区可触及肿块。

3.实验室检查　常无特殊发现。

4.辅助检查　B超及CT可有阳性发现,但临床上常误认为是阑尾炎性包块而延误治疗。钡灌肠可见回盲间隙有不规则占位病变。

【鉴别诊断】

由于症状及体征非特异性,常易与急、慢性阑尾炎混淆。早期诊断困难,多数患者为术中或术后发现,而且有50%患者在发现时已出现局部或远处转移,已属晚期。

【治疗原则】

原则上行根治性右半结肠切除术,同结肠癌;因其易转移至卵巢,女性患者术中需仔细探查附件,必要时应行快速病理检查以明确手术切除范围。

第十章　结肠、直肠与肛管疾病

第一节　结肠扭转

盲肠扭转

【概述】

盲肠扭转少见。正常盲肠一般不会发生扭转,盲肠扭转仅见于活动盲肠,即在发育过程中盲肠未被固定至后腹壁,与末端回肠一起成为游离肠袢。

【临床表现和诊断】

盲肠扭转发病年龄较轻,女性患者多见。盲肠扭转的症状是突发性中腹部或右下腹绞痛,呈持续性,伴阵发性加重,并可有恶心、呕吐。初期仍可有少量排气或排便,后期则消失。体检扪及胀气包块,肠鸣音亢进。如肠管有绞窄时,可有腹膜刺激征。X射线腹部平片显示右腹部单个卵圆形胀大肠袢,内有液平,小肠有不同程度胀气,但结肠无胀气。

【治疗】

诊断为盲肠扭转或为绞窄性肠梗阻时,应及早手术,如盲肠无坏死,复位后将盲肠侧壁间断缝合固定于侧后腹壁,以防复发。也可做盲肠插管造口术,有继续引流和防止再扭转的作用。术后2周拔除造口管,造口即自行愈合。手术时如发现盲肠已有坏死,则切除盲肠后做回肠升结肠或横结肠吻合。有肠坏死、腹膜炎伴中毒性休克者,做病变肠段切除、回肠和横结肠造口,二期消化道重建。

第二节　溃疡性结肠炎

【概述】

溃疡性结肠炎是发生在结、直肠黏膜层的一种弥漫性的炎症性病变。病因不明。人们通常将溃疡性结肠炎和克罗恩病统称为非特异性炎性肠病。它可发生在结、直肠的任何部位,其中以乙状结肠和直肠最为常见,也可累及结肠的其他部位或整个结肠,少数情况下也可累及末段回肠。病变多局限在黏膜层和黏膜下层,肠壁增厚不明显,表现为黏膜的大片水肿、充血、糜烂和溃疡形成。临床上以血性腹泻为最常见的早期症状,多为脓血便,腹痛表现为轻到中度的痉挛性疼痛,少数患者因直肠受累而引起里急后重。

【治疗】

1.外科治疗的适应证　①肠穿孔;②大量便血无法控制;③暴发型溃疡性结肠炎,经内科治疗无效者,特别是出现中毒性巨结肠者;④已有或疑有恶变者;⑤难以忍受的结肠外症状(坏疽性脓皮病、结节性红斑、肝功能损害、眼并发症和关节炎);⑥慢性型经长期内科治疗无效者。

2.手术方式

(1)结肠大部切除、回肠及乙状结肠造口术:是急症手术的最佳手术方式,中毒、出血症状即可显著缓解,穿孔可能性也不复存在,避免术后吻合口瘘的危险。但保留的直肠内仍有病变,术后可能还会有脓血便及恶变可能。

(2)回肠断端造口及乙状结肠袢式造口术:术式简单,适用于中毒性巨结肠,但不能耐受结肠大部切除的患者。但因病变结肠仍在,中毒、出血、穿孔等问题不能得到较满意的解决,待患者情况稳定好转后,根据需要再行择期性二期手术。

(3)全结、直肠切除及回肠造口术:是溃疡性结肠炎的彻底性手术,缺点是永久性回肠造口给患者生活上带来不便。

(4)结肠切除、回直肠吻合术:保留直肠、肛管功能,使患者免除实行回肠造口而采用,但该手术没有彻底切除疾病复发的部位而存在复发和癌变的危险。

(5)结直肠切除、回肠肛管吻合术:优点是切除了所有患病的黏膜,保留了膀胱和生殖器的副交感神经,避免永久性回肠造口,保留肛管括约肌。还可制作回肠储袋与肛管吻合。

第三节　肠息肉及肠息肉病

一、管状腺瘤

【概述】

大肠息肉常位于直肠及乙状结肠内,该处息肉占 60%～75%。腺瘤是息肉中最常见的一种组织学类型,管状腺瘤是大肠腺瘤中最常见的一种。确切病因尚不清楚,管状腺瘤大多呈圆形、椭圆形或不规则状,表面光滑或呈分叶状,色粉红或暗红,质软,可有一长度不一的蒂。腺瘤大小不一,一般腺瘤越大,恶变概率越大。当腺瘤>2cm时,癌变可能即显著增高。当癌变局限在腺瘤内时,称为腺瘤癌变或原位癌,仅当癌变穿透黏膜肌层或浸润黏膜下层时才称为浸润型癌。

【临床表现】

大多大肠腺瘤并无自觉症状,而系在纤维结肠镜检查或 X 射线钡剂灌肠造影时无意中发现。最常见的症状为便血。根据腺瘤部位,便血可呈鲜红色或暗红色,或仅粪便隐血阳性,出血量,一般不多,偶尔见引起下.消化道大出血。当腺瘤位置较高,长期慢性少量出血时,可引起贫血。较大的结肠内有蒂腺瘤偶尔可引起肠套叠、腹部绞痛,位于直肠内较大的有蒂腺瘤还可随排便脱出肛门外。

【诊断与鉴别诊断】

1.诊断　腺瘤一般通过直肠指检、纤维结肠镜检查和气钡灌肠双重对比造影,明确诊断并无困难,重要的是应认识大肠腺瘤多发性或与癌肿并存者并不少见、临床检查时注意全面的结肠检查。

2.鉴别诊断　注意与肛乳头肥大、幼年型息肉鉴别。

【治疗】

大肠腺瘤由于有癌变可能,一经发现,均应及时予以祛除。根据腺瘤的大小、部位、数目,有无癌变等情况,祛除的方法应有所不同。

1.经内镜腺瘤摘除术　是最简便的方法,也是首选的方法。可对直径<2.0cm的有蒂腺瘤进行圈套电灼切除术。广基腺瘤的处理应视大小和部位区别对待。<1.0cm 的广基腺瘤癌变可能极小,可一期咬取活组织做病理检查后电灼切除。对1.0~2.0cm 的广基腺瘤,宜先做活组织检查,确定非恶性或无癌变后,二期经内镜电灼切除。

2.经腹腺瘤摘除术　病变位于距肛缘 8cm 以上的结直肠内,疑有癌变或腺瘤较大,经内镜摘除困难,可经腹行腺瘤切除或肠段切除,术中快速病理明确诊断,如确诊为癌,按大肠癌原则处理。

3.经肛门直肠腺瘤摘除术　对位于距肛缘 8cm 以内>1.0cm 的广基腺瘤可经肛管或经骶局部切除,整块切除肿瘤,包括四周 0.5~1.0cm 正常黏膜做整块活检。

4.大肠多发性息肉的处理　首先应通过内镜进行活组织检查,以明确息肉的性质。如息肉确系腺瘤,原则上多发性腺瘤应做病变肠段的结肠部分或结肠次全切除术,除非腺瘤仅 2~3 个,分布极分散,而腺瘤又较小,可以考虑经纤维结肠镜予以电灼切除,并严密随访观察,定期复查。如腺瘤数较多,即使较小,亦仍应做结肠部分切除或结肠次全切除术。如息肉非肿瘤性,则无恶变危险,可暂予随访观察,定期复查,无需手术处理。

二、绒毛状腺瘤

【概述】

绒毛状腺瘤又称乳头状腺瘤,是一种癌变倾向极大的腺瘤,一般癌变率为40%,被认为是一种癌前病变。其发病率仅为管状腺瘤的1/10,多为广基,常见于直肠,其次为乙状结肠。绒毛状腺瘤具有两大特征,一是腺瘤基底部与正常黏膜的分界不明显,容易残留、复发;二是癌变率高。

【临床表现】

小的绒毛状腺瘤可无症状,有症状者主要表现为便频,便血、排便不尽感和黏液便,这些症状可同时存在,或只有其中1个或2个,常易被误当做慢性肠炎或痢疾,在巨大的绒毛状腺瘤时可产生大量黏液性腹泻,多达3000mL/d,可引起严重脱水、电解质紊乱、代谢性酸中毒和细胞外容量减少。如不及时补充纠正体液紊乱和祛除肿瘤,可危及生命。部分位于直肠和乙状结肠的较大的绒毛状腺瘤可在排便时随之经肛门脱出,此外还可引起肛门坠胀不适、里急后重、便秘和腹痛等症状。

【诊断与鉴别诊断】

一般通过直肠指检及纤维结肠镜检,即能发现绒毛状腺瘤,并根据其形态特征作出诊断。绒毛状腺瘤在初起和较小时,由于腺瘤较软、检查如不仔细,容易被忽视遗漏。

【治疗】

1.直肠指检可及范围内的绒毛状腺瘤应尽量采取经肛门局部切除的办法,完整切除整个腺瘤,包括周围0.5~1cm的正常黏膜,作整块切除活检。

2.<1.0cm绒毛状腺瘤可经内镜摘除。

3.对位于腹膜返折平面以上的>1.0cm绒毛状腺瘤,应经腹做局部肿瘤切除或局部肠段切除术。

4.对多发性腺瘤的处理,原则上宜选作病变肠段的切除,当然还视腺瘤数目、大小、部位等因素具体考虑,但多发性腺瘤的再发和癌变率均比单发腺瘤高,在处理时是应予考虑的因素。

三、幼年性息肉

【概述】

幼年性息肉是一种错构瘤,好发于直肠和乙状结肠,单发为主,主要发生于儿童,以 10 岁以下多见,尤以 2～8 岁为最多见。息肉多呈圆球形或椭圆形,鲜红、粉红或暗红色,表面光滑,如继发感染可呈现粗糙颗粒状或分叶状。大小平均 1cm 左右,多数为有蒂。形成机制尚不清楚。一般认为幼年性息肉不会恶变。

【临床表现】

主要表现为便血,多呈鲜红色,布于粪便表面或系便后滴血,与粪便不相混,无疼痛,出血量不多。直肠内息肉可随排便脱出于肛门外。个别位于结肠内的息肉还可引起肠套叠。

【诊断与鉴别诊断】

诊断主要依靠直肠指检和纤维结肠镜检。

【治疗】

可经肛门镜或结肠镜予以电灼切除,或在直肠指检扪到息肉的蒂部后用线将蒂部扎紧待其坏死、脱落。对息肉位置较高而患儿不能合作者,可暂不予处理,随访观察,因为极有自行脱落的可能。

四、家族性腺瘤性息肉病

【概述】

家族性腺瘤性息肉病是一种常染色体显性遗传性疾病,表现为结直肠内弥漫性多发性腺瘤,如不及时治疗,终将发生癌变。婴幼儿时无腺瘤,常随青春发育逐渐出现。本病与性染色体无关,因而父母都有遗传本病给下一代的可能。

家族性腺瘤性息肉病腺瘤数目一般在 100 个以上,多者腺瘤可呈地毯样满布于整个结直肠。腺瘤大小不等,自数毫米至数厘米,有蒂无蒂不定。有管状腺瘤,也有绒毛状腺瘤或混合腺瘤,但多为管状腺瘤。若不及时治疗,几乎肯定发生癌变,是一公认的癌前病变。

【临床表现】

1.肠道症状　主要表现为大便带血、腹泻、黏液便,少数甚至发生肠梗阻、穿孔或严重贫血、恶病质等并发症。肠套叠少见。

2.肠道外表现

(1)Gardner 综合征 1/4～1/3 患者伴有肠道外表现:①皮肤囊性病变,如皮脂囊肿或皮样囊肿，多见于面部、背部和四肢，且可呈多发性；②骨瘤，主要发生在面骨和颅骨；③纤维组织肿瘤，如间皮瘤；④具有较高的胃十二指肠息肉的发生率；⑤十二指肠或壶腹周围癌的发病率在息肉病患者中可高达 10％；⑥甲状腺乳头状癌，几乎都发生在女性患者中；⑦先天性视网膜色素上皮肥大，是一种双侧多发性病变；⑧牙齿畸形。

（2）Turcot 综合征家族性腺瘤性息肉病患者同时伴有中枢神经系统恶性肿瘤时，即称为 Turcot 综合征，但并非结直肠癌的脑部转移。

【诊断与鉴别诊断】

1.诊断标准　诊断家族性腺瘤性息肉病必须符合下列条件之一：①腺瘤数＞100 个；②具有遗传倾向的（家族史）患者，腺瘤数＞20 个。

2.诊断方法　主要方法为结肠镜检查，对肠镜发现的息肉，尤其疑有恶变者，均应作组织学检查，以确定其性质。对 20 岁以上的患者应进一步做纤维胃镜检查，以了解胃十二指肠内有无息肉。

3.鉴别诊断　应与结直肠多发性腺瘤、多发性幼年性息肉、色素沉着息肉综合征鉴别。

【治疗】

家族性腺瘤性息肉病迟早会发生癌变。手术切除是唯一有效的治疗方法。故一经确诊，即应手术。

1.全结直肠切除、永久性回肠造口术　是传统的经典手术，彻底性最佳，功能效果最差。

2.全结肠切除、回直肠吻合术　切除全部结肠和部分直肠，术中一期直视下清除保留段直肠内腺瘤后行回直肠端端吻合术。优点是手术简单，安全，并发症少，保留段直肠短，术后监测复查方便。缺点是保留段直肠仍有腺瘤再生和癌变的危险。控便功能良好，但排便次数增加，便频程度与直肠保留段长度呈负相关。

3.结直肠次全切除、升结肠直肠吻合术　是全结肠切除、回直肠吻合术的改良术式。直肠和盲肠升结肠分别保留 6～8cm，术中在直视下直接检查腺瘤和黏膜情况，了解有无癌变并进行处理。由于本术式保留了回盲瓣，术后排便控制功能优于回直肠吻合术。

4.全结肠切除、直肠黏膜剥除、回肠袋肛管吻合术　彻底切除了病变范围，同时保留了控制排便的括约肌功能。缺点是术后肛门部对排便控制功能的恢复需要较长时间，近期排便失控现象较重，另外并发症发生率较高，特别是吻合口漏和盆腔感染，为此需做二期手术。

五、色素沉着息肉综合征

【概述】

色素沉着息肉综合征（Peutz-Jeghers 综合征）是一种常染色体显性遗传性疾病，可发现在任何年龄，但以青少年多见。主要特点是口唇及其周围、口腔黏膜、手掌、足趾或手指上有色素沉着，呈黑斑，也可为棕黄色斑，同时胃肠道有多发性息肉，属于错构瘤性息肉，可癌变。约 50％的患者可追查到家族阳性同类患者。

【临床表现】

1.症状 多表现为不明原因腹痛，为间歇性腹绞痛，常在脐周部，持续时间不定，排气后缓解，可反复持续数年。所产生的肠套叠鲜有导致完全性肠梗阻者，但常有复发。腹痛发作时可伴有呕吐，肠鸣音亢进。息肉出血可表现为上消化道出血、呕血、黑便，出血量大者可出现休克，慢性失血可表现为贫血、头晕、乏力等。

2.体征 除腹部体征外，可在口唇等处发现有色素沉着。早在新生儿或幼儿时期即有色斑，最初为微小的、界线清晰棕褐或黑色斑，多见于口腔、口唇黏膜以及手掌与足底部位，偶尔有见于会阴、阴道黏膜处。虽然唇部色素随年龄增长至中年后而逐渐消退，但颊黏膜色素持续存在，患者的皮肤一般较黑。

3.辅助检查 大便潜血阳性。X 射线胃肠道钡剂造影检查可发现小肠多发息肉，特别是低张造影检查更容易发现息肉的存在。但有时息肉很小，直径在 0.5cm 以下，钡剂造影难以发现，不能以阴性结果排除本病。有时偶尔可发现肠套叠或肠梗阻征象。钡灌肠可发现结肠息肉。纤维十二指肠镜、小肠镜与结肠镜检查可进一步观察与切取息肉的活体组织检查以明确诊断。息肉好发部位依次为空肠、回肠、直肠、结肠、十二指肠、胃，其次为盲肠、阑尾、食管，与家族性腺瘤性息肉病相比，息肉数目少而体积较大。

【诊断与鉴别诊断】

1.诊断要点 ①家族遗传史；②胃肠道多发性息肉；③皮肤与黏膜色素沉着；④息肉性质为错构瘤。

2.鉴别诊断 本病与 Cronkhite-Canada 综合征都具有胃肠道多发性息肉与皮肤与黏膜色素沉着，但后者具有以下特点：①非家族遗传性；②色素沉着呈斑片状，严重者呈弥散性色素沉着，伴毛发脱落和稀疏及指（趾）甲萎缩；③腹泻伴低蛋白血症，维生素缺乏，低钙，低钾，及水、电解质紊乱；④息肉在组织学上为炎性息肉样改变。

【治疗】

一般认为本病不属于癌前病变,对于无明显症状的患者,可作随访观察,当有症状时考虑外科治疗。手术目的仅是缓解症状,而不是将息肉全部切除。因此,手术的方式可以是息肉切除术、肠套叠复位术或肠部分切除吻合术。由于慢性或急性肠套叠是引起腹部症状的常见原因,可以对息肉密集的肠段或是已坏死的肠段切除吻合,对较大的息肉可行息肉切除。散在的未引起症状的息肉可不予处理,因为息肉难以全切除,术后可仍有腹痛或肠套叠再发。手术时应考虑本病的特性,尽量保留肠管的长度,以备因症状再发而需再次肠切除,也应避免过多切除而引起的营养吸收不良。

第四节　结肠癌

【概述】

结肠癌是胃肠道中常见的恶性肿瘤之一,在我国近年来发病率有上升的趋势。结肠癌病因尚未完全阐明。好发部位依次为乙状结肠、盲肠、升结肠、肝曲、降结肠、横结肠和脾曲。

Dukes 分期:肿瘤仅限于肠壁内为 DukesA 期。穿透肠壁侵入浆膜和(或)浆膜外,但无淋巴结转移者为 B 期。有淋巴结转移者为 C 期,其中淋巴结转移仅限于癌肿附近如结肠壁及结肠旁淋巴结者为 C_1 期;转移至系膜和系膜根部淋巴结者为 C_2 期。已有远处转移或腹腔转移,或广泛侵及邻近脏器无法切除者为 D 期。

【临床表现】

结肠癌早期常无特异性症状,发展后主要有下列症状。

1.**排便习惯与粪便性状的改变**　常为最早出现的症状。多表现为排便次数增加,腹泻,便秘,粪便中带血、脓或黏液。

2.**腹痛**　常为定位不确切的持续性隐痛,或仅为腹部不适或腹胀感,出现肠梗阻时则腹痛加重或为阵发性绞痛。

3.**腹部肿块**　多为瘤体本身,有时可能为梗阻近侧肠腔内的积粪。肿块大多坚硬,呈结节状。如为横结肠和乙状结肠癌可有一定活动度。如癌肿穿透并发感染时,肿块固定,且可有明显压痛。

4.**肠梗阻症状**　一般属结肠癌的中晚期症状,多表现为慢性低位不完全肠梗阻,主要表现是腹胀和便秘。腹部胀痛或阵发性绞痛。当发生完全梗阻时,症状加剧。左侧结肠癌有时可以急性完全性结肠梗阻为首先出现的症状。

5.全身症状　由于慢性失血、癌肿溃烂、感染、毒素吸收等，患者可出现贫血、消瘦、乏力、低热等。病情晚期可出现肝肿大、黄疸、水肿、腹水、直肠前凹肿块、锁骨上淋巴结肿大及恶病质等！

一般右侧结肠癌以全身症状、贫血、腹部肿块为主要表现，左侧结肠癌是以肠梗阻、便秘、腹泻、便血等症状为主要表现。

【诊断与鉴别诊断】

结肠癌早期症状多不明显，易被忽视。凡 30 岁以上有以下症状须考虑有结肠癌可能：①近期出现持续性腹部不适、隐痛、胀气，经一般治疗症状不缓解；②无明显诱因的大便习惯改变，如腹泻或便秘等；③大便带脓血、黏液或血便，而无痢疾、溃疡性结肠炎等病史；④沿结肠部位有肿块；⑤原因不明的贫血或体重减轻。对上述人群行纤维结肠镜检查或 X 射线钡剂灌肠或气钡双重对比造影检查，不难明确诊断。B 型超声和 CT 扫描检查对了解腹部肿块和肿大淋巴结，发现肝内有无转移等均有帮助。血清癌胚抗原(CEA)值约 60％的结肠癌患者高于正常，但特异性不高，对于术后判断预后和复发有一定帮助。

【治疗】

1.治疗原则　是以手术切除为主的综合治疗。

2.手术治疗　若非急性梗阻或穿孔，均需进行肠道准备，常用方法：术前基本正常进食，术前 12～24 小时口服复方聚乙二醇电解质 2000～3000mL 或 10％甘露醇溶液 1000～2000mL，不需清洁灌肠；也有术前 1 天口服泻剂，如硫酸镁或番泻叶液等；术前 1 天常规口服甲硝唑 0.4g，每日 3 次；新霉素 1.0g，每日 2 次，可有效地达到清洁灌肠的功效，并能减少肠道细菌。

根治性结肠切除，需根据病变部位肠系膜根部血管所供血的肠段（区）决定切除范围；应包括肿瘤所在肠段和系膜根部血管及其周围淋巴结，做整块切除。按血管分布范围，分为以下 4 种手术方式。

(1)右半结肠切除术：适用于盲肠、升结肠及结肠肝曲部癌。先结扎切断回盲动脉根部、右结肠动脉根部、结肠中动脉分支或其根部以及相应的静脉，切除血管根部周围的淋巴结，然后将包括 20～30cm 回肠末段、盲肠、升结肠及右半横结肠和右侧大网膜行整块切除。对于结肠肝曲的癌肿，除上述范围外，须切除横结肠和胃网膜右动脉组的淋巴结。

(2)横结肠切除术：适用于横结肠癌。结扎切断结肠中动、静脉根部；切除血管根部周围淋巴结及包括肝曲和脾曲的全部横结肠和全部大网膜。切除断端血液供应不佳时，可视情况扩大切除升结肠或降结肠，务必保证吻合口部血供良好。

（3）左半结肠切除术：适用于结肠脾曲部和降结肠癌。需结扎切断结肠左动脉根部或肠系膜下动脉根部、结肠中动脉左支及相应的静脉；切除血管根部淋巴结和包括左半横结肠、降结肠、部分或全部乙状结肠及左侧大网膜。

（4）乙状结肠癌的根治切除术：需结扎切断肠系膜下动脉根部及相应的静脉；切除血管根部淋巴结，根据乙状结肠的长短和癌肿所在的部位，分别采用切除整个乙状结肠和全部降结肠，或切除整个乙状结肠、部分降结肠和部分直肠，做结肠直肠吻合术。

手术过程中，应尽可能地防止癌细胞血行转移或局部种植。宜先在肿瘤远、近侧各 5～10cm 处将肠管及其边缘血管弓一并结扎，阻断肠腔。手术顺序：先结扎切断血管根部动、静脉，再逐步切除血管根部周围淋巴结及肠系膜，再切断肠管，游离切除包括肿瘤在内的肠管及肠系膜、大网膜。切除完成后，局部应以温热蒸馏水彻底冲洗。

结肠癌并发急性梗阻或穿孔者尽快行胃肠减压，纠正水、电解质紊乱和酸中毒。短时间准备后争取尽早手术。根据患者全身情况选用：①半侧结肠切除，一期吻合，多用于右半结肠切除术；②一期梗阻近侧结肠造口，择期根治切除；③梗阻之近侧与远侧肠管侧一侧吻合（捷径手术）；④一期肿瘤肠段切除，远、近侧结肠造口，二期肠吻合；⑤结肠次全切除，回-乙状结肠或回-直肠一期吻合；⑥癌肿已无切除可能，在梗阻近侧做永久性结肠造口。

结肠癌急性穿孔，穿孔不大、时间短和腹腔污染轻者，争取做一期切除吻合术。否则可采用：①一期切除肿瘤，远、近侧断端造口，二期吻合。②缝合修补穿孔，近侧结肠造口，视情况争取二期切除吻合。

结肠癌直接蔓延侵及胃、十二指肠、胰、脾、肾或输尿管等邻近器官，结肠癌本身尚可完整切除者，根据具体情况，可做结肠与其他器官联合切除。虽肿瘤本身尚可切除，而肠系膜根部淋巴结已不能完全切净，或有远位转移者，应争取姑息性切除。结肠癌已有肝转移，原发癌及系膜根部淋巴结尚能完全切除，而肝内属于局限的单发转移瘤，切除困难不大者，可在切除结肠癌的同时，切除肝转移癌。

Ⅰ期结肠癌单纯手术切除的 5 年生存率一般在 90% 以上，不需行辅助化疗；Ⅱ期结肠癌是否行辅助化疗尚有争议，大多数学者认为有下列不良预后因素的Ⅱ期结肠癌患者应行术后辅助化疗，不良预后因素包括：①肿瘤细胞分化差（3 或 4级）；②T_4 病灶；③伴有穿孔或梗阻；④淋巴管和（或）血管浸润；⑤周围神经侵犯；⑥手术检出淋巴结≤12 枚；⑦切缘阳性或切缘不可评价；Ⅲ期结肠癌是辅助化疗的绝对适应证；辅助化疗应在术后患者体力状况恢复以后但不超过 8 周内进行。

联合化疗可延长Ⅳ期结肠癌患者的中位生存期。

结肠多原发癌并不少见,手术中常被遗漏,特别是异时性多原发癌。因此,手术后宜定期随访、肠镜检查,对提高术后生存率很有价值。

第五节　直肠癌

【概述】

直肠癌是乙状结肠直肠交界处至齿状线之间的癌,是消化道常见的恶性肿瘤,占消化道癌的第二位。

【诊断标准】

1.症状　排便习惯改变,次数增多或便秘。大便带血或黏液血便,脓血便,便不尽感,便形变细。肿物局部侵犯可到直肠内或骶尾部疼痛,尿频尿痛等症状。癌肿转移至肝或腹膜,可出现肝大、黄疸、腹水等。

2.体检　直肠指诊是诊断中下段直肠癌的重要方法。指诊时可触及突出、表面高低不平、质地硬的肿块,指套带血或黏液。

3.实验室检查　常规检查血 CA 系列,CEA 升高有辅助诊断价值。血常规检查有时表现为血红素降低。便潜血试验可阳性,多次检查可提高检出率。

4.辅助检查　直肠镜或乙状结肠镜检查可直视肿物,并取组织活检,明确肿物性质。术前尽可能行纤维结肠镜、结肠气钡双重造影或 CT 结肠重建以了解全结肠情况,排除结肠多发性病变或息肉病变。

【临床病理分期】

Dukes 分期如下:

Dukes A 期:癌肿浸润深度限于直肠壁内,未超出浆肌层,且无淋巴结转移。

Dukes B 期:癌肿超出浆肌层,亦可侵入浆膜外或直肠周围组织,但尚能整块切除,且无淋巴结转移。

Dukes C 期:癌肿侵犯肠壁全层,伴有淋巴结转移。

C_1 期:癌肿伴有癌灶附近肠旁及系膜淋巴结转移。

C_2 期:癌肿伴有系膜动脉根部淋巴结转移,尚能根治切除。

Dukes D 期:癌肿伴有远处器官转移,或因局部广泛浸润或淋巴结广泛转移不能根治性切除。

【鉴别诊断】

1.痔　痔和直肠癌不难鉴别,误诊常因未行认真检查所致。痔一般多为无痛性便血,血色鲜红不与大便相混合,直肠癌便血常伴有黏液而出现黏液血便和直肠刺激症状。对便血患者必须常规行直肠指诊。

2.肛瘘　肛瘘常由肛窦炎而形成肛旁脓肿所致。患者有肛旁脓肿病史,局部红肿疼痛,与直肠癌症状差异较明显,鉴别比较容易。

3.阿米巴肠炎　症状为腹痛、腹泻,病变累及直肠可伴里急后重。粪便为暗红色或紫红色血液及黏液。肠炎可致肉芽及纤维组织增生,使肠壁增厚,肠腔狭窄,易误诊为直肠癌,纤维结肠镜检查及活检为有效鉴别手段。

4.直肠息肉　主要症状是便血,直肠指检可触及质软、带蒂之大小不一肿物。直肠镜或纤维结肠镜检查及活检为有效鉴别手段。

5.直肠类癌　早期无症状,直肠指检为黏膜下肿物,表面光滑,质硬可以活动。

【治疗原则】

手术切除是直肠癌的主要治疗方法,术后辅助放化疗可以提高Ⅲ期直肠癌患者的生存率。对于中低位的局部进展期直肠癌术前放化疗(新辅助治疗)能提高手术切除率、降低复发率,成为常规的治疗手段。因此,直肠癌的治疗强调以手术为主的综合治疗。

直肠癌根治术有多种手术方式,常见手术治疗包括:①腹会阴联合直肠癌根治术(APR);②经腹前切除术(LAR);③Parks手术;④Hartmann手术;⑤经肛门或经骶尾部局部切除等。近年来,双吻合器技术的应用使得中下段直肠癌的保肛率有了明显提高。全直肠系膜切除(TME)和保留盆自主神经的直肠癌根治术(PANP)的开展,有效地降低了直肠癌术后的局部复发率和减少了盆腔自主神经损伤。直肠癌根治术应遵循TME原则:①直视下在骶前间隙进行锐性分离;②保持盆筋膜脏层的完整无损;③肿瘤远端直肠系膜切除不得少于5cm或全系膜,切除肠段至少距肿瘤2cm。

近年来随着腔镜技术的不断成熟,手术器械的日益进步,腹腔镜直肠癌手术在一些微创中心逐渐开展,其疗效有待进一步的前瞻性随机对照研究结果。

第六节　肛裂

肛裂是齿状线下肛管皮肤层裂伤后形成的小溃疡。方向与肛管纵轴平行,长0.5~1.0cm,常引起肛门剧痛。多见于中青年人,发生部位多于前或后正中线上。

【病因及病理】

肛裂的病因与多种因素有关。长期便秘引起排便时干结粪便机械性创伤是肛裂形成的直接原因。另外,肛管与直肠成角解剖异常及局部韧带血液供应不良、伸缩性能差也可能是肛裂形成的原因。

急性肛裂可见裂口边缘整齐,底浅,呈红色并有弹性,无瘢痕形成。慢性肛裂反复发作,底深且不整齐,质硬,边缘呈纤维化,肉芽灰白,其上方可见水肿的肛乳头。其下端皮肤可见有皮赘形成突出于肛门外,称为前哨痔。肛裂、前哨痔、肛乳头肥大同时存在称为肛裂"三联征"。

【临床表现】

剧烈疼痛、便秘和出血是肛裂的典型症状。疼痛具有典型的周期性:即排便时刀割样疼痛,便后短时疼痛减轻,其后由于内括约肌痉挛又产生剧痛,可持续数小时。临床称为括约肌挛缩痛。直至括约肌疲劳、松弛后疼痛减轻。反复发作称为肛裂疼痛周期。排便时可有少量出血但大出血少见。

【鉴别诊断】

1.血栓性外痔:疼痛是血栓性外痔的特点,活动与排便时加剧。肛诊时可见肛门处一卵圆形暗紫红色有一定张力包块。指诊肛门周围质硬性肿块,压痛明显。

2.肛周脓肿:肛门周围持续性跳痛,排便或行走时加重。肛门指诊肛门周围有硬结或肿块,局部温度增高,压痛或有波动感。B超可探及脓腔。

3.另外,需要与 Crohn 病、溃疡性结肠炎、肠结核、肛周肿瘤等引起的肛周溃疡相鉴别,可取活组织做病理检查以明确诊断。肛裂检查时会引起剧烈疼痛,常在局麻下进行。

【治疗】

1.非手术治疗

(1)口服缓泻剂或液状石蜡,使大便松软、滑润;纠正便秘,增加饮水和多纤维食物,保持大便通畅。

(2)局部温水坐浴,保持局部清洁。

(3)局麻下手指扩张肛管,维持 5 分钟以去除括约肌痉挛。

2.手术治疗

(1)肛裂切除术:在局麻或腰麻下,全部切除前哨痔、肥大的肛乳头、肛裂缘及深部不健康组织,必要时垂直切断内括约肌和外括约肌皮下部分。

(2)内括约肌切断术:在局麻下于肛管一侧距肛缘 1～1.5cm 处作小切口达内括约肌下缘,分离内括约肌至齿状线,剪断内括约肌,充分扩肛后,彻底止血,缝合切口。可一并切除肥大的肛乳头、肛裂和前哨痔。

第七节　肛瘘

肛瘘为肛门周围肉芽肿性管道，由内口、瘘管和外口组成。内口常为一个，位于直肠下端或肛管部位；外口可有一个或多个，位于肛周皮肤上。经久不愈、反复发作。多见于青壮年。

【病因和病理】

绝大多数肛瘘是由直肠肛管脓肿引起。其内口多在齿状线上肛窦处，脓肿自行破溃或切开引流形成外口，位于肛周皮肤上。由于外口愈合较快，常常形成假性愈合，导致脓肿反复发作，再次破溃或切开引流，形成多个瘘管和外口，使单纯肛瘘变成复杂肛瘘。另外，肛管外伤感染、肿瘤、结核等也可以引起肛瘘，但很少见。

分类如下：

1.按位置分类　此为临床常用的分类。

(1)低位肛瘘：瘘管位于外括约肌深部以下，可分为低位单纯性瘘（一个瘘管）和低位复杂性瘘（多个瘘管）。

(2)高位瘘管：瘘管位于外括约肌深部以上，分为高位单纯瘘（一个瘘管）和高位复杂瘘（多个瘘管）。

2.按瘘管和括约肌的关系分类　有肛管括约肌间型、经肛管括约肌型、肛管括约肌上型和肛管括约肌外型。前两型多见分别占 70% 和 25%；后两型少见分别占 4% 和 1%。

【临床表现】

1.多有直肠肛管周围感染或肛旁脓肿病史。

2.肛周反复肿胀、疼痛、流脓或有分泌物，较大的高位瘘不受括约肌控制，常有粪便及气体排出，有瘙痒感。也可短时间封闭后再次破溃，外口闭合后局部可有红、肿、热、痛等炎症反应。

3.肛周可见一个或多个外口及肉芽组织，沿外口向肛门皮下可触及条索状物或硬结，挤压可有轻微疼痛，外口有分泌物溢出。

检查：直肠指诊：可触及硬索条状瘘管，有时能扪到内口；为防止形成假道，以软质探针自外口轻轻插入，经瘘管可达内口处，还可自外口注入 1~2mL 亚甲蓝溶液以观察内口的位置；碘油瘘管造影也是临床常用的检查方法。MRI 扫描能够清晰的显示瘘管的位置和与括约肌的关系，有的还能显示内口的位置。

【治疗】

1.非手术治疗 堵塞法：1%的甲硝唑、氯化钠注射液冲洗瘘管后，用生物蛋白胶自外口注入。适用于单纯性肛瘘，无创伤、无痛苦但治愈率较低仅25%。

2.手术治疗 原则是：切除或切开瘘管，使创面敞开，引流通畅，促使愈合。

（1）瘘管切开术：适用于低位肛瘘，手术在骶麻或局麻下进行，将瘘管全部切开，引流通畅，促使愈合。因瘘管在括约肌深部以下，切开仅损伤外括约肌皮下部分，不会使肛门失禁。

（2）挂线法：手术在骶麻或局麻下进行，将探针自外口插入，循瘘管走向由内口穿出，在内口处探针上缚以消毒的橡皮筋或丝线，引导穿过整个瘘管，将内外口之间的皮肤切开，后扎紧挂线。术后每日坐浴，保持清洁。在3～5天后再次扎紧挂线。一般术后10～14天挂线自行脱落，伤口愈合。适用于距肛门3～5cm内，有内外口低位或高位，单纯或复杂性瘘切开或切除后的辅助治疗。最大的优点是不会发生肛门失禁。

（3）肛瘘切除术：用于单纯性低位肛瘘，将瘘管全部切除直至正常组织。切除肛瘘后遗留的创面，一般以开放换药为原则。简单的表浅性低位肛瘘，切除瘘管后可考虑将创口一期缝合。

（4）对于复杂性肛瘘，需合并应用几种手术方法，如先使之成为单纯性肛瘘，再用挂线疗法处理。

第八节　痔

痔是最常见的疾病，任何年龄均可发病，随着年龄的增长，其发病率增高。痔分为内痔、外痔和混合痔。

【病因】

病因尚不完全清楚，目前主要有以下学说：

1.静脉曲张学说 认为痔的形成由静脉扩张淤血引起。直肠静脉属门静脉系，无静脉瓣；静脉管壁薄、位置浅；末端直肠黏膜下组织松弛等均是构成血液淤积扩张的原因。另外，便秘、妊娠、前列腺肥大、盆腔肿瘤等使腹内压增高引起血液回流障碍，直肠静脉扩张、淤血。

2.肛垫下移学说 近年来，不少学者通过现代细微的组织学研究，认为痔不是病，是由静脉窦、平滑肌、结缔组织、肛管弹性肌组成的人体正常器官——肛垫。其作用是参于肛门的闭合与控便功能。正常情况下，肛垫随着肛门的收缩和张开而上下移动。只有在某些原因使肛管弹性肌损伤、变性，弹性减退，肛垫下移扩张、淤血的情况下才形成痔病。

【分类和临床表现】

1.内痔　是肛垫的支持结构、血管丛及动静脉吻合发生的病理改变和移位，内痔的临床表现是出血和脱出，可伴发排便困难、血栓、嵌顿及绞窄。内痔分为以下四度：

Ⅰ度：排便带血，滴血或喷射状，便后出血停止，无痔核脱出。

Ⅱ度：排便带血，排便时有痔核脱出，便后可自行还纳。

Ⅲ度：偶有排便带血，排便、劳累和负重时有痔核脱出，需用手还纳。

Ⅳ度：偶有便血，痔核脱出不能还纳。

2.外痔　是直肠下静脉属支在齿状线远侧表皮下静脉丛病理性扩张、血栓和纤维化，主要表现为肛门不适、潮湿不洁、肛门瘙痒等。外痔如果有血栓形成，称为血栓性外痔，有肛门剧痛。

3.混合痔　是内痔通过静脉丛和相应部位的外痔静脉丛相互融合。表现为两种痔同时存在，大多是Ⅲ度以上内痔合并外痔。有时混合痔加重，环状脱出肛门外成为环状痔。环状痔易被肛门括约肌压迫引起嵌顿，发生淤血、坏死，临床上称为嵌顿性痔或绞窄性痔。

【诊断】

主要靠肛门直肠检查。除Ⅰ度内痔外，其他三度都可在肛门视诊下见到。直肠指诊可以了解有无其他病变，如直肠癌、直肠息肉等。最后作肛门镜检查以观察痔块情况及直肠黏膜有无充血、水肿、溃疡等。血栓性外痔表现为肛周暗紫色长条圆形肿物，表面皮肤水肿、质硬、压痛明显。必要时纤维结肠镜及钡灌肠检查除外其他肠道病变。

【鉴别诊断】

1.直肠癌　临床上常将直肠癌误诊为痔，延误治疗。误诊的主要原因是仅凭症状来判断，未进行直肠指诊及肛门镜检查，因此在痔判断中常规应行直肠指诊及肛门镜检查。直肠癌为高低不平硬块，表面有溃疡，肠腔常狭窄。

2.直肠息肉　低位带长蒂的直肠息肉若脱出肛门外有时误诊为痔脱垂，前者多见于儿童，为圆形、有蒂、可活动。

3.直肠脱垂　有时误诊为环状痔，但直肠脱垂黏膜为环形、表面光滑、括约肌松弛。后者黏膜呈梅花状、括约肌不松弛。

【治疗】

应遵循三个原则:①无症状的痔无需治疗;②有症状的痔重在减轻或消除症状,而非根治;③以保守治疗为主。

1.一般治疗　保持大便定时通畅软便,热水坐浴,肛门内使用栓剂。痔脱垂并水肿及感染者,一般先行非手术疗法,适当应用镇痛药物,同时使用抗生素,炎症及水肿消退后再按上述方法治疗。血栓性外痔有时经局部热敷,外敷消炎止痛药物后,疼痛缓解而不需手术。

2.注射硬化剂治疗　适用于出血性内痔,有炎症溃疡血栓形成的禁用。

3.红外线照射疗法　适用于Ⅰ、Ⅱ度内痔。

4.胶圈套扎法　适用于Ⅰ、Ⅱ、Ⅲ度内痔。

5.多普勒超声引导下痔动脉结扎术　适用于Ⅱ～Ⅳ度内痔。

6.手术疗法

(1)痔单纯切除术:适用于Ⅱ、Ⅲ度内痔和混合痔治疗。可取侧卧位、截石位或俯卧位,在局麻或骶管麻醉下进行。先扩肛至4～6指,显露痔块,在痔块底部两侧作Ⅴ形切口,分离静脉团,显露肛管外括约肌。用止血钳于底部钳夹,贯穿缝扎后,切除缝扎线远端痔核。齿状线以上黏膜用可吸收线缝合;齿状线以下皮肤切口不予缝合,创面凡士林油纱布填塞。嵌顿痔也用同样方法切除,

(2)吻合器痔固定术:也称吻合器痔上黏膜环切术(PPH)。主要适用于Ⅲ、Ⅳ度内痔、非手术治疗失败的Ⅱ度痔核环状痔,直肠黏膜脱垂也可采用。其主要方法是使用管状吻合器(PPH)环形切除距齿状线 2cm 以上的直肠黏膜 2～4cm,使下移的肛垫上移固定。此术式与传统的手术比较,具有手术时间短、疼痛轻微、患者恢复快等优点。

(3)血栓性外痔剥离术:适用于治疗血栓性外痔。在局麻下将痔表面的皮肤切开,摘除血栓,伤口填入油纱布,不予缝合创面。

第九节　直肠脱垂

直肠壁部分或全层向下移位,称为直肠脱垂。仅直肠黏膜脱垂称为直肠黏膜脱垂或不完全脱垂。如果下移的直肠壁在直肠腔内,称为直肠内脱垂;下移到肛门外称为外脱垂。

【病因病理】

病因不明,认为与多因素有关。

1.解剖因素　幼儿发育不良、年老体弱、营养不良者,易出现肛提肌和盆底筋膜薄弱无力;手术、外伤损伤直肠周围肌或神经等都可使直肠周围组织对直肠的固定减弱,发生直肠脱垂。

2.腹压增高　便秘、腹泻、前列腺肥大、慢性咳嗽、多产等使腹压增高,使直肠脱垂。

3.其他　内痔、直肠息肉经常脱出,向下牵拉直肠黏膜,诱发黏膜脱垂。

【临床表现】

主要症状为排便时有肿物从肛门脱出,开始时较小,排便完自行还纳。随着时间延长,发生脱垂的次数增加,脱出体积也随之增大,便后不能自行还纳,需用手复位。随着病情加重,可引起不同程度的肛门失禁,常有黏液流出引起肛周皮肤瘙痒和皮肤湿疹。

检查时嘱患者下蹲后用力屏气,使直肠脱出,肛门可见圆形、红色、表面光滑肿物。黏膜皱襞呈放射状;脱出一般不超过 3cm;指诊仅触及两层黏膜;肛门收缩无力。直肠完全脱垂严重时,可见排便后有 10～15cm 甚至更长肠管脱出。

【鉴别诊断】

环状内痔:病史不同,环状内痔脱垂时,可见到充血肥大的痔块,呈梅花状,易出血。直肠指诊,括约肌收缩有力,而直肠黏膜脱垂则松弛。

【治疗】

1.一般治疗　幼儿直肠脱垂有自愈的可能,应该注意缩短排便时间,便后立即将脱出的肠管复位。成人也应积极治疗便秘、咳嗽等引起腹内压升高的因素,保持大便通畅。以避免使直肠脱垂加重和治疗后复发。

2.注射治疗　将硬化剂注射到脱垂部位的黏膜下层内使黏膜和肌层产生无菌性炎症,粘连固定。常用的注射剂有 5％的苯酚植物油和 5％的盐酸奎宁尿素水溶液。

3.手术治疗　成人完全直肠脱垂以手术治疗为主。手术方法很多,各有优点和不同的复发率。手术途径有四种:经腹部、经会阴、经腹会阴和经骶部。直肠悬吊固定术治疗直肠脱垂的疗效肯定。术中游离直肠后,可通过多种方法将直肠和乙状直肠固定在周围组织上。可同时缝合松弛的骨盆筋膜、肛提肌,切除冗长的乙状结肠、直肠。

经会阴手术操作安全,但容易复发。近年来,采用痔上黏膜环切(PPH)方法治疗直肠黏膜脱垂取得较好的疗效。对于年老体弱患者进行肛门环缩术治疗直肠脱垂。

第十一章 门脉高压症

【概述】

正常门脉压力为 $13\sim24cmH_2O(1.27\sim2.35kPa)$。门脉高压症是一组由不同病因所致的门静脉压力持续性增高引起的症候群。因此,门静脉血流阻力增加是门脉高压症的始动因素。根据阻力增加的部位,可将门脉高压症分为肝前、肝内及肝后三型。肝内型临床多见,占 $85\%\sim95\%$;肝外型门脉高压,包括肝前和肝后型少见,仅占 $5\%\sim15\%$。肝内型门脉高压是由肝脏弥漫性病变所致,在我国因乙型肝炎和血吸虫所致坏死后肝硬化为主。肝前型门脉高压症的常见病因为肝外门静脉血栓形成(脐炎、腹腔内感染和胰腺炎等)、先天畸形和外在腹腔肿瘤压迫等;肝后型门脉高压常见病因包括巴德-吉利亚综合征和缩窄性心包炎等。门脉高压症患者门脉血不能顺利通过肝脏回到体循环时,导致门体静脉间交通支开放,形成前腹壁、腹膜后、直肠上下静脉间及胃底食管间交通支,后者一旦破裂出血即发生致命性并发症。

【临床表现】

1.脾肿大、脾功能亢进 临床上表现为白细胞和血小板计数明显减少。

2.呕血、黑便 为食管胃底静脉曲张破裂出血所致。

3.腹水 因门静脉系毛细血管床的滤过压升高、低血浆白蛋白及肝功能不全时血内醛固酮与垂体抗利尿激素水平升高引起体内水钠潴留多方面原因所致。

4.全身非特异性表现 疲乏无力、纳差及食欲下降等全身非特异性表现。

5.查体 可见腹壁浅静脉曲张,触及肿大脾脏及腹水征阳性。

6.食管钡餐检查或纤维内镜检查 发现食管和(或)胃底曲张静脉改变。

【诊断与鉴别诊断】

1.诊断 根据肝炎和血吸虫病等肝病病史和脾肿大、脾功能亢进、呕血、黑便、腹水等临床表现,结合上消化道钡餐或胃镜检查,临床可明确诊断。

2.鉴别诊断 食管胃底静脉曲张破裂出血时,必须与其他常见上消化道出血疾病相鉴别,如胃十二指肠溃疡病出血、胆道出血及胃癌出血等。应详细询问病史、全面体检。

【治疗】

1.非手术治疗 对于有明显肝功能损害,有腹水或黄疸的患者应采用非手术治疗。

(1)补充血容量,输血纠正失血性休克,及时应用三腔两囊管压迫止血。放置三腔两囊管时注意防止误吸。先充气胃囊(200mL)后,牵引三腔管压紧贲门后,再充气食管气囊(150mL),并固定。

(2)药物治疗:①止血:垂体加压素,首次剂量为20U/200mL 溶液中,30min 内注入,巴曲酶,1kU,静脉注射。②降低门脉压力:生长抑素首次剂量250μg,静脉注射,后以每小时250μg 静脉滴注维持。③抑酸:奥美拉唑(洛赛克)40mg,静脉注射,每12小时一次。④保肝,如还原性谷胱甘肽、硫普罗宁等。

(3)内镜治疗:①经内镜食管胃底曲张静脉套扎:是目前公认治疗、控制急性大出血的首选方法,成功率可达90%以上,缺点是再出血率较高。②纤维内镜硬化剂注射治疗:将硬化剂直接注射到曲张静脉腔内,使之发生栓塞、闭塞,治疗出血和防止再出血。主要并发症是食管狭窄、穿孔等。缺点是再出血率高。

2.手术治疗 适用于没有黄疸、明显腹水、肝功代偿良好(Child-Pugh A 和 B级)的患者,且手术应尽早进行。手术方式大致可分为两大类,即门一体分流与断流术。

(1)分流术包括:端-侧门腔分流,侧-侧门腔分流,近端端侧脾肾分流,远端脾肾分流术,端侧下腔静脉-肠系膜上静脉分流术,下腔静脉肠系膜上静脉桥式分流等。无论任何一种分流术,防止再出血的同时付出减少肝血流的代价,分流量大则肝性脑病增多;分流量小,易发生吻合口栓塞而无远期疗效可言。

(2)断流术:包括 Hassab 断流术、Sugiura-Futagawa 经胸门-奇断流术及在此基础上的各种改良术式。我国常选用贲门周围血管离断术。该术式要点是彻底离断食管下段 6～8cm、贲门、胃底及近半胃周围曲张血管,仅保留胃右和胃网膜右血管。该术式对患者打击较小,即刻止血率高,能有效维持患者入肝血流,维护或部分改善肝功能,适用于基层医院。

(3)肝移植:肝功能严重失代偿或终末期肝硬化患者应实施肝移植手术。

第十二章 胆道疾病

第一节 胆囊结石

【概述】

胆囊结石主要为胆固醇结石或以胆固醇为主的混合性结石和黑色素结石。胆囊结石是一种常见多发病,一般女性多于男性,以 40 岁成年人居多,少见于儿童。

胆囊结石的成因非常复杂,目前对其形成的确切机制尚不完全清楚,多数学者认为胆囊结石的形成与胆汁胆固醇代谢有关。任何影响胆汁胆固醇与胆汁酸浓度比例改变和造成胆汁淤积,即"成石性胆汁"形成的因素均可能导致胆囊结石的形成。如不同的地域、性激素、高脂饮食、胃切除术后及肝硬化、溶血性贫血等。胆囊结石导致胆囊的病理改变主要取决于胆囊结石慢性刺激、胆囊梗阻及感染等因素,而非单纯相关于胆囊内结石数目及存在时间。

【临床表现】

1.胆绞痛　多发生于饱餐、进食油腻食物后。由于胆囊内结石移位、嵌顿于胆囊壶腹或颈部,致使胆囊排空受阻、胆囊内压升高、胆囊强力收缩并平滑肌痉挛而产生绞痛。疼痛部位为右上腹,呈阵发性,可有右肩背部放射痛,甚至可伴有恶心、呕吐。引起典型胆绞痛症状多为胆囊细小结石。

2.胃肠道症状　如上腹部或右上腹的饱胀不适、隐痛、反酸等,常被误诊为"慢性胃病"。

3.胆囊结石病并发症　如结石排至胆总管致胆总管结石,结石嵌顿于 Vater 壶腹致胆源性胰腺炎,胆囊十二指肠瘘,胆源性肠梗阻等。

4.黄疸、肝功能轻度异常等

5.Mirizzi 综合征　为胆囊结石嵌顿于胆囊管,挤压并致肝总管狭窄所致,表现为反复发作性胆管炎、梗阻性黄疸等症状。

【诊断与鉴别诊断】

1.诊断　中年以上肥胖女性,临床典型的胆绞痛病史,结合 B 超等影像学检查,可确诊。胆囊结石 B 超检查表现为胆囊内强回声光团,后方伴声影。

2.鉴别诊断 表现为不典型的消化道症状时,应与胃炎、胃十二指肠溃疡等疾患鉴别。

【治疗】

1.无症状的胆囊结石

(1)可观察、随诊。

(2)预防性胆囊切除术适应证:①结石直径≥3cm;②伴胆囊息肉>1cm;③胆囊壁增厚、钙化或瓷胆囊;④60 岁以上或合并糖尿病、心肺慢性等慢性疾患的患者;⑤医疗卫生条件不发达地区;⑥上腹部手术时发现的胆囊结石;⑦胆囊无功能或结石发现 10 年以上。

2.有症状胆囊结石 ①口服消炎利胆片、茴三硫片、胆舒胶囊等药物改善症状;②行胆囊切除术,有条件医院首选腹腔镜胆囊切除。

第二节 急性胆囊炎

【概述】

急性胆囊炎是胆囊管梗阻和细菌感染引起的炎症。约 95％以上的患者为结石性胆囊炎,5％患者为非结石性胆囊炎。非结石性胆囊炎多发生于年老体弱者,与血管硬化、创伤、手术等应激因素有关。导致急性胆囊炎的主要原因有:①胆囊管梗阻,多处结石引起,当胆囊管突然受阻,存留在胆囊内的胆汁浓缩,高浓度的胆盐可损伤胆囊黏膜,引起急性炎症改变。②细菌感染,细菌可通过胆道逆行进入胆囊,或经血液循环或淋巴管道到达胆囊。感染细菌以大肠杆菌多见,其次为克雷白菌、粪链球菌等,常合并厌氧菌感染。急性胆囊炎可由急性单纯性胆囊炎发展为急性化脓性胆囊炎、急性坏疽性胆囊或胆囊穿孔、胆囊积脓、胆囊十二指肠瘘、胆囊结肠瘘,甚至结石经内瘘口排入肠道引起肠梗阻等病理改变。

【临床表现】

1.症状 腹痛是胆囊炎的主要症状,表现为右上腹或上腹部胀痛不适、绞痛,疼痛可向右肩背部、右腰部放射,伴有发热及恶心、呕吐、食欲减退等消化道症状。

2.体征 右上腹压痛,或可触及肿大、压痛胆囊,Murphy 征阳性,局限性腹膜炎体征。少数患者可出现黄疸。

3.实验室检查 血白细胞和中性粒细胞增高,胆红素和氨基转移酶可轻度异常。

4.影像学检查　B超可显示胆囊肿大、胆囊壁厚及胆囊内结石改变。

【诊断与鉴别诊断】

1.诊断　根据腹痛等典型临床症状,结合实验室和B超等影像学检查,可确诊。

2.鉴别诊断　应与胃及十二指肠溃疡穿孔、急性胰腺炎、高位阑尾炎、肝脓肿、胆囊肿瘤及右侧肺炎、冠心病、心绞痛等疾患鉴别。

【治疗】

1.非手术治疗　适用于炎症较轻、发病72小时以上而病情稳定患者。

(1)禁食、胃肠减压,输液维持水、电解质酸碱平衡。

(2)解痉止痛治疗。

(3)抗感染联合应用针对革兰阴性菌及厌氧菌的抗生素,如头孢哌酮/舒巴坦＋甲硝唑、头孢曲松＋甲硝唑等方案。

2.手术治疗

(1)急症手术适应证:①发病在72小时以内者;②全身情况和体征严重,黄疸明显,寒战、高热,白细胞计数在20×10^9以上;③胆囊肿大、张力高,易发生穿孔者;④局部腹膜刺激征;⑤并发重症急性胰腺炎、重症胆管炎者;⑥60岁以上的老年患者;⑦非结石性胆囊炎患者,容易发生胆囊坏疽,应多采取早期手术处理。

(2)一般状况良好,生命体征较平稳,可行胆囊切除术;高危老年患者可行胆囊造瘘或B超引导下经皮经肝胆囊穿刺置管引流,3个月后二期行胆囊切除术。

第三节　急性梗阻性化脓性胆管炎

【概述】

急性梗阻性化脓性胆管炎(AOSC)是一种危重的胆道疾病,胆道梗阻和感染是本病发病的病理基础。急性胆管炎时,如胆道梗阻未解除,胆管内细菌引起的感染没有得到控制,逐渐发展为威胁患者生命的AOSC。引起AOSC的常见病因是胆管结石、胆囊结石。此外,胆管肿瘤、壶腹肿瘤、胆管良性狭窄及成人的胆总管囊肿,甚至医源性检查等也可导致AOSC发生。

胆道感染、梗阻时,致病菌可通过门静脉或反流的胆汁经毛细胆管-肝窦瘘进入肝静脉,进而进入血液循环,形成菌血症、毒血症或全身败血症,导致感染性休克,甚至MODS的发生。引起AOSC的致病菌主要是革兰阴性菌,其中大肠杆菌、克雷白杆菌最常见。而革兰阳性菌感染中,常见的为肠球菌。此外,有25%～

30％患者合并厌氧菌感染。

【临床表现】

1.既往有长期胆道感染和(或)胆道手术病史。

2.急性胆管炎之 Charcot 三联征,即腹痛、寒战高热及黄疸表现,甚至在此基础上出现休克、神经系统抑制等表现的 Reynolds 五联征。

3.体检可发现脉搏快弱、黄疸、肝大、胆囊肿大及右上腹压痛等体征。

4.实验室可见血白细胞异常升高,肝功能异常及电解质酸碱失衡等。

【诊断与鉴别诊断】

1.诊断　既往有长期胆道感染和(或)胆道手术病史患者,出现 Charcot 三联征或 Reynolds 五联征,可确诊。上腹部 B 超或 CT 检查可明确病因。

2.鉴别诊断　应与门静脉炎、肝脓肿等发热性疾病鉴别。

【治疗】

1.非手术治疗

(1)全身支持、抗休克治疗解痉止痛,输血、输液,纠正水电解质酸碱失衡及紊乱,应用血管活性药物。

(2)抗感染联合应用针对革兰阴性菌及厌氧菌的抗生素,如头孢哌酮/舒巴坦＋甲硝唑、头孢曲松＋甲硝唑等方案。

(3)非手术引流治疗经皮肝穿刺胆管引流(PTCD)或经十二指肠镜行 Oddi 括约肌切开、鼻胆管引流(ENBD)等。

2.手术治疗　①一般情况较差,生命体征不平稳,可行胆总管切开"T"形管引流术;②一般状况良好,生命体征较平稳,可行胆总管切开取石、减压、引流,合并胆囊结石患者,行胆囊切除,合并肝左叶胆管结石并萎缩患者,行肝左外叶切除术。

第四节　胆道出血

【诊断】

1.症状　感染性胆道出血最多见,常发生在有严重的胆道感染或胆道蛔虫的基础上,突发上腹剧痛,后出现消化道大出血,经治疗后可暂时停止,但数天至两周的时间,出血又复发,大量出血可伴有休克。其次是肝外伤后发生的胆道出血,另外,还有医源性的损伤,如肝穿刺组织活检、肝穿刺置管引流、胆道手术及肝手术等。

2.体检　面色苍白,皮肤、巩膜黄染,右上腹可有压痛,肠鸣音亢进,伴休克时,血压明显下降。

3.实验室检查　血红蛋白和红细胞计数下降,白细胞及中性粒细胞计数升高。

4.辅助检查　选择性肝动脉造影作为首选的方法可确定出血部位,增强 CT 对出血部位的定位也有帮助。

【鉴别诊断】

胃及十二指肠出血:常有慢性"胃病"史,出血后腹痛常减轻;胆道出血患者常有胆管炎反复发作病史,出血后腹痛常加剧,腹腔动脉造影可明确出血部位。

【治疗原则】

全身支持治疗:补充血容量,应用止血药物,纠正水电解质平衡紊乱,抗生素预防胆道感染,解痉止痛。

经皮选择性肝动脉造影及栓塞术是首选的治疗方法,特别是对病情危重、手术后胆道出血的患者,因为此种情况下实施手术的危险性较大,技术上亦较困难。

当不具备肝动脉栓塞的条件,而有大量出血时,需在较短时间的准备之后,应积极手术探查,术中清除血凝块,解除胆道梗阻,行胆总管引流,根据情况不同,目前常用的控制出血的方法如下:

1.结扎出血的肝叶肝动脉支,当定位不够明确时,亦可结扎肝固有动脉。

2.肝部分或肝叶切除术:对于肝外胆管出血,手术可以查清出血的来源,若出血来自胆囊,应行胆囊切除术;若出血来自肝动脉,则应切除或结扎该破溃的肝动脉支,单纯缝合胆管黏膜上的溃疡,一般不能达到止血的目的,很快又再破溃出血。手术时应同时处理胆道的病变,建立充分的胆道引流以控制感染。

第五节　胆道蛔虫症

【诊断】

1.症状　突然发作的剑突下或右上腹阵发性钻顶样剧烈绞痛,可向右肩背部放射,常伴恶心、呕吐。合并胆道感染时可有发热。

2.体检　体征与症状常不对称,无阳性体征或仅有剑突下深压痛。伴有胆道感染或胆道梗阻时可有相应症状。

3.实验室检查　白细胞计数正常或轻度升高,可有嗜酸性粒细胞计数增多。大便常规可能发现虫卵。

4.辅助检查　B 超是首选诊断方法,可显示胆管内平行强回声光带。纤维十二指肠镜可见十二指肠乳头水肿充血,ERCP 可发现胆管内蛔虫影。

【鉴别诊断】

胆囊结石和胆管结石:表现为发作性右上腹或中上腹痛,可有或无黄疸。B 超及 ERCP 检查有助鉴别诊断。蛔虫如在胆道内死亡,其残骸可在胆管内成为结石的核心,促成胆管结石的形成。

【治疗原则】

非手术治疗适用于无并发症者。解痉镇痛:阿托品 0.5mg 或 654-2 10mg,肌内注射,可重复使用;驱除胆道和肠道蛔虫:胆道驱蛔汤,阿苯达唑口服;应用抗生素防治胆道感染;纤维十二指肠镜取虫。

手术治疗的适应证包括:①非手术治疗无效者;②合并胆管结石或急性梗阻性化脓性胆管炎者;③胆道残留蛔虫残骸者。手术方式为胆总管切开取虫,T 管引流术。

第六节　胆道肿瘤

一、胆囊癌

【诊断】

1.症状和体征　早期可无特异症状体征。晚期可有腹痛、恶心、黄疸、右上腹包块、体重下降。

2.实验室检查　早期病变可无异常。出现黄疸时可表现为血清胆红素升高,以直接胆红素升高为主,碱性磷酸酶和转氨酶升高。肿瘤标记物 CEA、CA199 可有增高。

3.辅助检查　B 超和 CT 检查表现为胆囊壁不均匀增厚,囊壁不规则,向腔内外生长的肿物。同时可明确有无肝脏侵犯。

4.胆囊癌的病理分期

(1)Nevin 分期法

Ⅰ期:肿瘤局限于胆囊黏膜内。

Ⅱ期:肿瘤侵及肌层。

Ⅲ期:肿瘤侵及胆囊壁全层。

Ⅳ期:肿瘤侵及全层并合并周围淋巴结转移。

Ⅴ期:侵及肝脏及转移至其他脏器。

（2）美国癌症联合会（AJCC）分期法

Tis：原位癌。

T_1：肿瘤侵及肌层。

T_2：肿瘤侵及浆膜层。

T_3：肿瘤侵及胆囊外组织或一个邻近器官。

T_4：＞2cm 的肝转移，或两个以上脏器转移。

【鉴别诊断】

良性胆囊息肉样病变：包括胆固醇息肉、胆囊腺瘤、胆囊腺肌增生症等。常无特异症状或体征。B超或CT等影像学检查是主要鉴别手段，但术前鉴别诊断常较困难。有以下特征时应考虑恶性病变可能：单发息肉、直径＞1cm、无蒂或宽基底、随诊过程中肿物逐渐增大等，

【治疗原则】

以手术治疗为主。病变局限于胆囊黏膜者（Nevin I 期），可行单纯胆囊切除术；肿瘤侵及深度超过黏膜层（Nevin II、III、IV期），应行胆囊癌根治术，手术范围包括胆囊切除、距离胆囊床 2cm 以上的肝组织切除、肝十二指肠韧带淋巴组织清扫；胆囊癌扩大根治术包括在胆囊癌根治术的基础上，加行肝叶切除、胰十二指肠切除术等，因手术风险大，治疗效果尚有待观察，应慎重采用。肿瘤晚期不能切除时，可行肝总管空肠吻合术或胆管支架置入术解除胆道梗阻。如肝门部胆管侵犯无法行减黄手术可仅行 PTCD 外引流术。胆囊癌对放疗有一定敏感性，可在术后加行放疗，晚期病例无法手术者也可选择放疗。胆囊癌对化疗药物普遍不敏感。

二、肝外胆管癌

【诊断】

根据肿瘤发生的部位，肝外胆管癌可分为：①上段癌：又称肝门部胆管癌、高位胆管癌、Klatskin瘤，肿瘤位于左右肝管分叉部累及分叉以上的左右肝管；②中段癌：肿瘤位于胆囊管与十二指肠上缘之间的胆管；③下段癌：肿瘤位于十二指肠上缘与十二指肠壶腹之间的胆管。

1.症状　表现为进行性加重的梗阻性黄疸，皮肤瘙痒，陶土样大便，右上腹或剑突下胀痛或不适，疼痛可向后背部放射，食欲缺乏，体重下降。发生于一侧肝管的高位胆管癌可无黄疸。伴有胆道梗阻时可有高热、寒战。

2.体检　皮肤、巩膜可见黄染。有时可触及因淤胆而肿大的肝脏。中、下段胆管癌患者可触及肿大的胆囊。

3.实验室检查　血清胆红素升高，以直接胆红素升高为主，碱性磷酸酶、转氨酶和转肽酶升高。肿瘤标记物 CEA、CA199 可有升高。

4.辅助检查　B 超和 CT 可提示胆管腔内占位病变，病变以上胆管扩张。CT 可同时行相关重要血管重建成像，了解肿瘤侵犯情况，进行手术前可切除性评估。ERCP 和 PTC 检查可明确病变部位及范围。对胆管下段癌 ERCP 同时可行脱落细胞学检查或内镜下超声检查，对提高诊断率有帮助。ERCP 放置胆管支架或 PTCD 除有诊断意义，可同时行胆道引流，进行术前减黄疸治疗。

【鉴别诊断】

1.胆总管结石　多有右上腹痛，黄疸多呈波动性。B 超可见胆管内强回声光团，后方伴声影。ERCP 和 PTC 检查有助于鉴别诊断。

2.壶腹癌　表现为无痛性梗阻性黄疸，可有波动。大便潜血可阳性。十二指肠镜可发现壶腹肿物。

3.胰头癌　表现为进行性无痛性梗阻性黄疸。B 超和 CT 可提示胰头肿物，ERCP 和 PTC 显示胆管下段狭窄或受牵拉移位。

【治疗原则】

胆管癌的治疗应以手术治疗为主，辅助以放化疗。高位胆管癌的手术切除范围包括：十二指肠上方的肝外胆管、胆囊、肿瘤近端胆管、肝十二指肠韧带内淋巴组织，如肿瘤侵犯肝内胆管，可能行半肝切除术，行肝管空肠吻合术。中段胆管癌可行胆管癌切除、肝管空肠吻合术；为保证断端切净肿瘤，应尽量在高位和低位切断胆管，可在术中将胆管断端送快速病理检查。低位胆管癌可行根治性胰十二指肠切除术；对晚期患者可行姑息性胆管空肠吻合术，也可经内镜或 PTC 行胆总管置管引流或胆道支架置入术。对肿瘤侵犯广泛无法手术切除者，可行放疗。放疗也可作为术后的辅助治疗。胆管癌对化疗药物效果不明显。

第十三章　胰腺疾病

第一节　急性胰腺炎和慢性胰腺炎

一、急性胰腺炎

【概述】

急性胰腺炎是由于胰管引流不畅,胰管内压突然增高或胆汁、十二指肠液反流导致胰腺腺泡损伤,胰酶被激活而造成的胰腺急性炎症。最常见的病因是胆石和饮酒,占发病的 80% 以上,此外手术损伤、低血压胰腺缺血以及某些药物也可引起发病。炎症开始往往以渗出和水肿为主要病理变化,称之为水肿性胰腺炎,具有自限性和可逆性的特点,可以恢复而痊愈。如病情发展,被激活的胰酶即参与病理损害,形成自家消化。如有微血管栓塞或破坏,则发生坏死或出血,称之为出血坏死性胰腺炎或重症胰腺炎。部分患者最终继发细菌感染,加重胰腺坏死,成为胰腺脓肿,死亡率高达 50% 以上。

【临床表现】

1.症状　①腹痛是本病的主要症状。表现为饱餐或饮酒后突发上腹部疼痛,疼痛剧烈、阵发性加重,一般止痛剂难以缓解;部位多偏左,亦可偏右,常向腰背部放射。②腹胀与腹痛同时存在,是腹腔神经丛受到炎症刺激导致肠麻痹所致,患者多有排气、排便停止。③恶心、呕吐常与腹胀、腹痛伴发,且呕吐后腹痛难以缓解。

2.体征　为腹部压痛、肌紧张、反跳痛,以上腹部最明显。肠鸣音减弱或消失,晚期有肠淤血和腹胀。少数严重患者可因外溢的胰液经腹膜后途径渗入皮下造成出血,表现为腰部及季肋部皮肤淤斑,称之为 Crey-Tumer 征;如淤斑出现于脐周,称 Cullen 征。

3.实验室检查

(1)白细胞计数:轻型胰腺炎时,可不增高或轻度增高,但在严重病例和伴有感染时,常明显增高,中性粒细胞也增高。

　　(2)淀粉酶测定:是诊断急性胰腺炎的重要客观指标之一,但并不是特异的诊断方法。根据临床观察可有以下几种表现:①发病后 24 小时,血清淀粉酶达到最高峰,48 小时后尿淀粉酶出现最高峰;②发病后短期内尿淀粉酶达到最高峰,而血清淀粉酶可能不增高或轻度增高;③血清淀粉酶与尿淀粉酶同时增高,但以后逐渐恢复正常;④淀粉酶的升降曲线呈波浪式或长期增高,揭示已有并发症的发生。

　　(3)X 射线检查

　　①腹平片:a.胰腺部位的密度增强(由于炎症渗出所致);b.反射性肠郁张(主要在胃、十二指肠、空肠和横结肠);c.膈肌升高,胸腔积液;d.少数病例可见胰腺结石或胆道结石;e.十二指肠环淤滞,其内缘有平直压迹;f.仰卧位腹平片,表现"横结肠截断"征,即结肠肝曲。脾曲充气,即使改变体位横结肠仍不充气,这是由于急性胰腺炎引起结肠痉挛所致。

　　②上消化道钡餐造影:a.胰腺头部肿大,十二指肠环有扩大;b.胃窦部受压;c.十二指肠有扩张、淤积现象;d.十二指肠乳头部水肿或由于胰头肿大所致倒"3"字征;e.胰腺假性囊肿时,可见胃肠受挤压现象。

　　(4)B 超检查:①胰腺体积增大;②胰腺回声增强;③腹腔渗液。

　　(5)腹部 CT 检查:对于急性胰腺炎的确诊及鉴别水肿型和出血坏死性胰腺炎具重要临床价值。

　　【诊断与鉴别诊断】

　　1.诊断　　根据患者的胆囊结石或暴饮暴食及酗酒病史,结合剧烈的腹痛、腹胀及恶心、呕吐等临床表现,可初步作出急性胰腺炎的临床诊断。

　　重症急性胰腺炎诊断标准:突发上腹剧痛、恶心、呕吐、腹胀并伴有腹膜刺激征,经检查可除外胃肠穿孔、绞窄性肠梗阻等其他急腹症,并具备下列 4 项中之 2 项者即可诊断为重症急性胰腺炎。①血、尿淀粉酶增高(128 或 256 温氏单位或>500 苏氏单位)或突然下降到正常值,但病情恶化;②血性腹水,其中淀粉酶增高(>1500 苏氏单位);③难复性休克(扩容后休克不好转);④B 超或 CT 检查显示胰腺肿大,质不均,胰外有浸润。

　　2.鉴别诊断

　　(1)急性胆囊炎、胆石病:急性胆囊炎的腹痛较急性胰腺炎轻,其疼痛部位为右上腹部胆囊区,并向右胸及右肩部放射,血尿淀粉酶正常或稍高;如伴有胆道结石,其腹痛程度较为剧烈,且往往伴有寒战、高热及黄疸。

　　(2)胆道蛔虫病:胆道蛔虫病发病突然,多数为儿童及青年,开始在上腹部剑突下偏右方,呈剧烈的阵发性绞痛,患者往往自述有向上"钻顶感"。疼痛发作时,辗转不安、大汗、手足冷,痛后如常人。其特点为"症状严重,体征轻微"(症状与体征相矛盾)。血尿淀粉酶正常,但在胆道蛔虫合并胰腺炎时,淀粉酶可升高。

(3)胃及十二指肠溃疡穿孔:溃疡病穿孔为突然发生的上腹部剧烈疼痛,很快扩散至全腹部,腹壁呈板状强直,肠鸣音消失,肝浊音缩小或消失。腹平片有气腹存在,更可能帮助明确诊断。

(4)急性肾绞痛:有时应与左侧肾结石或左输尿管结石相鉴别。肾绞痛为阵发性绞痛,间歇期可有胀痛,以腰部为重,并向腹股沟部与睾丸部放射,如有血尿、尿频、尿急,则更有助于鉴别。

(5)冠心病或心肌梗死:在急性胰腺炎时,腹痛可反射性放射至心前区或产生各种各样的心电图改变,往往相混淆。然而,冠心病患者可有冠心病史,胸前区有压迫感,腹部体征不明显等,须仔细鉴别。

【治疗】

1.非手术治疗　适应于急性胰腺炎全身反应期、水肿性及尚无感染的出血坏死性胰腺炎。

(1)禁食、胃肠减压:持续胃肠减压可减少消化液对胰腺外分泌的刺激,防止呕吐、减轻腹胀。

(2)补液、防治休克:根据血压、脉率及生化等指标,计算补液量,纠正酸中毒,维持循环稳定。

(3)解痉镇痛:盐酸哌替啶注射液 50～100mg 加山莨菪碱 10mg,肌内注射,解痉镇痛。

(4)抑酸、抑制胰酶治疗:奥美拉唑 40mg,静脉注射,每日 1 次,抑酸并可间接抑制胰酶分泌;生长抑素(奥曲肽、施他宁等)或抑肽酶,能有效抑制胰液分泌。

(5)抗生素预防继发感染:应选用能透过血胰屏障、针对革兰阴性菌及厌氧菌敏感的广谱抗生素,如头孢哌酮/舒巴坦、头孢曲松等＋甲硝唑或奥硝唑。

(6)中药治疗:腹部可外用皮硝外敷疼痛部位。呕吐基本控制后,可经胃管注入"复方清胰汤"或单独应用生大黄水。

(7)其他:如控制血糖、补钙,应用丹参改善微循环及肠内外应用支持治疗。

2.手术治疗

(1)手术适应证:①急性水肿性胰腺炎经非手术治疗病情恶化者;②不能排除其他急腹症时;③胰腺和胰周组织坏死感染;④重症坏死性胰腺炎经短期(24 小时)非手术治疗多器官功能障碍不能纠正;⑤伴有胆总管下端梗阻或胆道感染者;⑥合并肠穿孔、大出血者。

（2）手术方式：最常用的是胰腺坏死组织清除加胰周引流，可同时行"三造口"，即胃造瘘、空肠造瘘＋胆道"Ｔ"形管引流术。

（3）胆源性胰腺炎的治疗：①急性胰腺炎经保守治疗治愈者，可于2～4周后行胆道手术；②伴有胆道梗阻或感染的重症胰腺炎宜急诊早期行胆道手术，以取出结石、解除梗阻；③重症患者在有条件的医院，也可行内镜 Oddi 括约肌切开、取石加鼻胆管引流术。

二、慢性胰腺炎

【概述】

慢性胰腺炎是各种原因所致的胰腺实质和胰管的不可逆性慢性炎症，最终表现为胰腺的广泛性纤维化、体积缩小并变硬、胰管节段性狭窄与扩张并存。慢性胰腺炎病因常见病因有胆石症、酗酒、高脂血症及营养不良等。其临床病理特征是反复发作的上腹部疼痛伴有不同程度的胰腺内、外分泌功能减退或丧失。

【临床表现】

1.腹痛是最为常见的症状。平时有上腹部隐痛，疼痛位于上腹部剑突下或偏左，常放射至腰背部，呈束带状，持续时间较长，可伴有恶心、呕吐。体检时上腹部可有压痛，但无肌紧张。

2.食欲减退、消化不良、脂肪泻及体重减轻。

3.多数患者合并糖尿病或糖耐量异常，少数患者可因胰头纤维增生致黄疸。

【诊断与鉴别诊断】

1.诊断　患者有腹痛、体重减轻、糖尿病和脂肪泻典型四联征表现，即可考虑慢性胰腺炎诊断。可进一步行胰腺 B 超和 CT 检查，以明确。

2.鉴别诊断　需注意与胰头癌、结石性和非结石性胆绞痛及消化性溃疡病鉴别。可结合病史及腹部 B 超和 CT、上消化道钡餐、胃镜等影像学检查资以鉴别。

【治疗】

1.非手术治疗

（1）病因治疗：注意生活规律，治疗胆道疾病，避免暴饮暴食，戒酒。

（2）对症治疗：有消化不良和脂肪泻者应用胰酶制剂；发作时予以解痉剂和镇痛剂；合并糖尿病者应用胰岛素替代疗法；营养不良者行肠内、肠外营养。

2.手术治疗　目的是减轻疾患疼痛，延缓其进展。

（1）治疗原发疾病：如胆石症、胰管结石的手术治疗及甲状旁腺功能亢进手术治疗等。

（2）胰管引流术：①Oddi 括约肌切开或成形术；②全胰管切开＋胰管空肠侧侧吻合术。

（3）胰腺切除术：①胰体尾部切除术，适合于胰体尾部病变；②胰腺次全切除术，适用于严重的弥漫性胰腺实质病变；③胰十二指肠切除术，适宜于胰头肿块的患者；④全胰腺切除术，适用于病变广泛的伴有顽固性疼痛的患者，但患者术后生活质量较差，须终身应用胰岛素。

第二节　胰腺囊肿

一、胰腺真性囊肿

【诊断】

1.症状　胰腺先天性囊肿常伴发肝肾等脏器的多发囊肿，很少见，常无明显症状。较大的潴留性囊肿可能有上腹部胀痛或钝痛，囊肿明显增大压迫胃肠道可出现消化道症状，还可以出现体重下降等。

2.体征　偶有患者在上腹部可扪及肿块，或有不同程度的压痛。

3.实验室检查　部分潴留性囊肿患者可出现血液白细胞计数增加、血清淀粉酶升高。穿刺检查可发现囊液淀粉酶含量高。囊壁活检可以发现上皮样囊壁结构。

4.辅助检查　B超检查先天性囊肿，一般较小，常伴有肝肾等多发囊肿；潴留性囊肿多为沿主胰管或其分支处出现单房无回声区。CT检查特别是增强CT检查能发现单发、圆形、界限清楚的囊性肿块，明确肿物为囊性及其与周围器官的关系，了解胰腺及胰管的情况。

【鉴别诊断】

1.胰腺囊性疾病　如胰腺假性囊肿、胰腺囊性肿瘤。仅能通过手术切除后的病理诊断进行确诊。

2.胰腺周围脓肿　胰腺脓肿可出现发热、畏寒等脓毒血症表现，上腹部可出现腹膜刺激征，血液中白细胞计数及中性粒细胞分类可能会显著增加，腹平片和CT上有时可见气体影。

3.胰腺癌　部分胰腺癌出现中心区坏死液化，可出现小囊肿，影像学检查有助于鉴别诊断。

【治疗原则】

对于较大的囊肿,如无禁忌证需行手术探查,明确病理诊断。对于突出于胰腺表面的囊肿可尽量予以切除,对于难以切除的囊肿可考虑行胰腺囊肿空肠 Roux-en-Y 吻合术,但术中冰冻病理检查是确定手术方式的必要手段。

二、胰腺假性囊肿

【诊断】

1.症状　病史多有急、慢性胰腺炎或胰腺外伤史。有不同程度的腹胀和腹部隐痛,常放射至右肩部。有胃肠道症状;压迫胆管可引起胆管扩张和黄疸;胰腺外分泌功能受损引起吸收不良。并发感染、消化道梗阻、破裂和出血时,可出现相应的症状。

2.体征　可在上腹部扪及肿块,圆形或椭圆形,边界不清,较固定,不随呼吸移动,有深压痛,巨大囊肿可测出囊性感。

3.实验室检查　在早期囊肿未成熟时部分患者可有血尿淀粉酶升高。囊壁活检无上皮细胞覆盖,囊液一般混浊,淀粉酶一般很高。

4.辅助检查　腹平片可见胃和结肠推挤移位,胃肠钡餐造影则可见到胃十二指肠、横结肠移位及压迹。B 超可显示分隔或不分隔的囊性肿物。CT 检查对假性囊肿影像更清晰明确,并可了解胰腺破坏的情况。内镜超声检查可以进行囊液穿刺,必要时行逆行胰胆管造影(ERCP),观察囊肿与胰管是否相通。

【鉴别诊断】

如无典型的急慢性胰腺炎病史的情况下,术前不易与其他胰腺囊性疾病(胰腺真性囊肿、胰腺囊性肿瘤)进行鉴别诊断,仅能通过手术切除后的病理诊断进行确诊。应注意在特殊情况下,胰腺假性囊肿或急慢性胰腺炎是胰头颈部病变导致胰管梗阻所致的继发改变,因此,需要注意仔细鉴别,避免漏诊。

【治疗原则】

1.胰腺假性囊肿形成早期(<6 周),囊壁较薄或较小时,如无明显并发症,无全身中毒症状,可在 B 超或 CT 随诊下观察。

2.急性假性囊肿,特别是在伴有感染时,以及不适于手术的慢性胰腺假性囊肿,可在 B 超和 CT 引导下行囊肿的穿刺外引流。

3.囊肿直径超过 6cm,且有症状的胰腺假性囊肿,特别是胰头部假性囊肿而又不适宜手术的患者,可选择内镜超声引导下行胃囊肿造瘘术。

4.手术疗法是治疗胰腺假性囊肿的主要方法,对非手术疗法无效的病例,均应在囊壁充分形成后进行手术疗法,一般在发病后 3 个月以上手术为宜。

(1)外引流术作为急症手术用以治疗囊肿破裂、出血及感染。术后多形成胰瘘或囊肿复发,而需再次行内引流术。

(2)内引流术有囊肿胃吻合和囊肿空肠 Roux-en-Y 吻合术,吻合口应尽可能足够大,宜切除一块假性囊肿壁,而不是切开囊壁。吻合口应尽量选择在囊肿的最低点,以便重力引流。术中应注意:①先行囊肿穿刺,抽取部分囊液送淀粉酶测定;②对囊腔应做全面探查,发现赘生物应冷冻切片检查,同时切取部分囊壁做冷冻切片,确定是否囊腺瘤和有无恶变,并除外腹膜后肿瘤或恶性肿瘤坏死后囊性变;③如发现囊内有分隔,应将其分开,变成单囊后再做引流术。

(3)对于一些多房性胰腺假性囊肿,估计内引流术的引流效果不彻底,必要时可选择切除,如假性囊肿位于胰腺尾部可以连同脾脏一并切除。

三、胰腺囊腺瘤和胰腺囊腺癌

【诊断】

1.症状　早期多无症状,生长慢,随肿瘤生长和病情发展可能出现上腹部持续性隐痛或胀痛。位于胰头部的囊腺瘤可压迫胆总管下端,发生梗阻性黄疸。病变广泛时,胰腺组织受损范围大,部分患者出现糖尿病;压迫胃肠道可发生消化道梗阻。位于胰尾部的囊性肿瘤,可压迫脾静脉导致脾肿大、腹水、食管静脉曲张。恶性变时体重减轻,胰腺囊性癌可发生远处转移。

2.体征　上腹部可有压痛,程度不一,多不伴有肌紧张。上腹部可扪及无压痛的肿块,不活动,恶性肿瘤晚期可出现腹水和脾肿大。

3.实验室检查　穿刺囊液测定的淀粉酶一般正常,囊液涂片发现富有糖原的浆液或黏液细胞,对囊腺瘤的诊断具有较高的特异性。囊液中 CEA 等肿瘤标记物有助于鉴别诊断。

4.辅助检查

(1)B 超发现病变部位的液性暗区,囊腔内为等回声或略强回声光团,并有粗细不等的分隔光带及等回声漂浮光点。囊壁厚薄不均或有乳头状突起,常提示恶性病变的可能。多数胰管不扩张,胰腺组织本身形态回声正常。

(2)CT 和 MRI 检查:可了解肿瘤的大小、部位和内部情况。进行增强扫描后出现囊壁结节或不规则增厚提示囊性癌可能性大。

(3)X 线检查:腹平片可能出现上腹部肿块影,胃肠钡餐检查可出现周围肠管、胃等脏器受压移位。囊壁出现钙化灶影提示恶变的可能。

(4)术中必须进行全面探查,囊肿外观无特异性,良性病变和恶性病变可以并存,并多点多次取材才能避免误诊。

【鉴别诊断】

1.胰腺假性囊肿　多发生在胰腺外伤或胰腺炎后,囊壁无上皮覆盖,而由囊肿与周围脏器共同构成,往往不易将囊壁完整分离。B超和CT多显示单腔囊肿,呈水样密度,腔内无分隔。囊壁薄而均匀无强化,无囊壁结节。ERCP检查常发现胰管变形,大部分囊肿与胰管相通,囊液淀粉酶明显增高。

2.分支胰管型胰腺导管内乳头状黏液肿瘤　是胰腺导管内乳头状黏液肿瘤中的一种类型,较少见疾病,多为良性,常表现为胰腺实质中的单个囊肿,或有分隔,易与黏液性囊腺瘤或囊腺癌混淆。在ERCP或螺旋CT三维重建图像中可见囊肿与分支胰管或主胰管相通。十二指肠镜检查中,部分患者可见黏液自乳头内流出,乳头水肿充血。该病变完整切除后预后良好,即使发生恶变,行根治术后生存期明显优于胰腺腺癌。

3.实性假乳头状肿瘤　部分体积较大的实性假乳头状肿瘤中央区可出现液化,但CT值较高,增强CT扫描中呈现比较特异性的轮辐样强化。完整切除后复发和转移的概率很低,即使复发,再次手术切除仍能获得很好的预后。

【治疗原则】

良性的胰腺囊腺瘤一般与周围组织粘连较少,切除不难,彻底切除后,一般不会再次复发。可根据情况选择囊肿切除术、胰体尾切除术、胰腺节段切除术或保留十二指肠胰头切除术。

胰腺囊腺癌对放疗化疗不敏感,手术切除是其唯一的治疗方法,彻底切除肿瘤可获较长期的生存时间。因囊腺癌的囊腔较大并且呈多房性,故不可做外引流术和内引流术,以免引发感染或贻误手术切除时机。手术中注意进行全面探查并行病理检查,如怀疑胰腺囊腺瘤应多处取材送病理检查,注意局部恶变的可能。手术方式:位于胰体尾可行胰体尾切除,一般同时行脾切除术;位于胰头者可行胰头十二指肠切除术。除非病变范围广泛,患者不能耐受根治性手术,或肿瘤已经有转移外,一般不作单纯肿瘤切除。

第三节　胰腺癌及壶腹部癌

一、胰腺癌

【诊断】

1.症状　胰腺癌无特征性的症状,最常见的临床表现为腹痛、黄疸、食欲缺乏和消瘦。

(1)腹痛:上腹饱胀不适和上腹疼痛是胰腺癌常见的首发症状。疼痛部位多为上腹部,其次为右季肋部。早期由于胰管梗阻,管腔内压增高,呈上腹钝痛、胀痛,可放射至后腰部。中晚期,肿瘤侵及胆总管中下段,压迫肠系膜上静脉或门静脉,侵及十二指肠的不同节段及腹腔神经丛,使腹痛症状加重,影响睡眠和饮食,加速体质消耗。

(2)黄疸:胰腺癌中约2/3的患者为胰头癌,胰头癌常首先出现梗阻性黄疸,并呈进行性加重,有时伴皮肤瘙痒。梗阻初期胆道内压力增高,胆管代偿性扩张,胆汁尚能进入肠道,不出现黄疸;随着阻塞程度的加重,临床上出现梗阻性黄疸,并且黄疸的程度进行性加重;另外由于淋巴结转移压迫肝外胆管或因胆管附近的粘连、屈曲、压迫等也可造成黄疸,因此大部分患者出现黄疸时已属中晚期。如果以出现黄疸作为诊断胰腺癌的依据,常常会失去早期诊断、根治性手术治疗的机会。

(3)食欲缺乏:除胰腺癌本身在体内的新陈代谢产物对身体的毒性作用外,尚因胆管、胰管或两者同时阻塞,致使胰液、胆汁或两者均不能排入肠内,造成食物尤其是脂肪类的消化吸收障碍。

(4)消瘦:消瘦、乏力和体重下降可为最早期的症状,其与饮食减少、消化不良、睡眠不足和癌肿消耗等有关。

(5)腹部肿块:由于胰腺的解剖位置,疾病初期很难触摸到胰腺肿块。触摸到胰腺肿块,是胰腺癌诊断的重要证据,但此时疾病已多属进行期或晚期。另外触摸的肿块应与肿大的肝脏或胆囊鉴别。

(6)腹水:腹水多由癌的腹膜浸润、扩散所致,也可由肿瘤或转移淋巴结压迫门静脉或因门静脉、肝静脉发生血栓而致。另外,营养不良及低蛋白血症也可以引起腹水。腹水可为血性或浆液性,一般出现在胰腺癌的晚期。但也偶有胰腺癌并发胰腺囊肿破裂而形成的胰性腹水,其淀粉酶和蛋白质含量均较高,因此出现腹水并不都意味着胰腺癌的晚期。

2.体检　大多数患者早期无异常体检发现。中晚期部分患者可见巩膜及皮肤黄染,可触及肿大的胆囊,个别患者在上腹部可触及肿物。晚期患者伴有腹水时可出现移动性浊音。

3.实验室检查

(1)血清生化学检查:早期可有血、尿淀粉酶升高,空腹血糖升高,糖耐量试验阳性;碱性磷酸酶及谷氨酰胺转肽酶升高,转氨酶可轻度升高;黄疸者血清总胆红素和直接胆红素升高。

(2)胰腺外分泌功能检查:无论胰腺癌发生在哪个部位,大多数患者都有胰液外分泌功能的下降。口服苯甲酰-L-酪氨酰-对氨基苯甲酸(BT-PABA)后收集 6 小时尿液,测定尿 PABA 含量可以了解糜蛋白酶的分泌状况;还可以行粪便弹力蛋白酶 1 和苏丹Ⅲ染色检查,推断胰腺外分泌功能。

(3)免疫学检查:大多数胰腺癌患者血清肿瘤标记物可升高,但均缺乏高度特异性,联合检测可提高阳性诊断率和特异性。动态观察肿瘤标记物的变化,对胰腺癌的预后评估有一定意义,肿瘤切除后可降至正常,胰腺癌复发时可再度升高。常用的肿瘤标记物包括糖类抗原 19-9(CA19-9)、CEA、胰胚抗原(POA)、胰腺癌特异抗原(PaA)、胰腺癌相关抗原(PCAA)以及白细胞黏附抑制试验(LAIT)。胰腺癌患者的 CA19-9 高值者多,诊断的阳性率可达 80％以上,是最常应用的胰腺癌辅助诊断和随访项目。

4.特殊检查

(1)B 型超声:是对疑有胰腺癌的患者首选的检查方法,可了解胰腺形态,有无占位病变,肿物大小;显示肝内、外胆管扩张,胆囊增大,胰管扩张,同时可观察有无肝转移和淋巴结转移。但 B 超检查常受肠道气体的影响。

(2)电子计算机体层扫描摄影(CT):CT 是显示胰腺最好的检查方法,胰腺区动态薄层增强扫描可获得优于 B 超的效果,表现为胰腺增大,轮廓不规则、有缺损,病变区密度不均匀,常为低密度。胰头癌常伴有胰胆管扩张及胆囊肿大,胰体尾癌常伴肿瘤远端胰腺水肿而使密度下降。螺旋 CT 三维重建可清晰地显示腹腔动脉与其分支以及肠系膜上动静脉、门静脉的立体形态,且不受肠道气体的影响,对判定肿瘤可切除性具有重要意义。

(3)内镜逆行胰胆管造影(ERCP):可显示胆管和胰管近壶腹侧影像或肿瘤以远的胆、胰管扩张的影像,癌肿时表现为主胰管狭窄,管壁僵硬、扩张、中断、移位及不显影或造影剂排空延迟,对鉴别诊断有一定的价值。如果癌肿未侵犯主胰管时ERCP 可无异常改变,即使 ERCP 正常时也不能否定胰腺癌;且该项检查需要较复杂的设备和技术,因此 ERCP 不能作为诊断胰腺癌的筛选方法。

(4)超声内镜检查(EUS):可隔着胃十二指肠壁近距离检查胰腺,对胰腺占位性病变的确诊率高于体外超声、CT、ERCP 等影像学检查,但 EUS 视野小,超声探头活动范围受限,且设备复杂,操作技术要求高,目前尚不能取代其他影像学检查手段。

(5)经口胰管镜和微细胰管镜检查:可观察主胰管及分支开口有无狭窄、闭塞、黏膜变红、血管增生等改变,也可进行活检,从而发现早期胰腺癌。

(6)经皮经肝胆道造影(PTC):适用于梗阻性黄疸的患者,可显示肝内外胆管扩张、胆囊肿大、胆管狭窄、充盈缺损、中断、移位、管壁僵硬等胆道情况,对判定梗阻部位及性质具有重要价值。单纯穿刺后易引起胆道感染,因此穿刺后宜行置管引流(PTCD),同时置管引流术前减黄也可为手术作好准备。

(7)MRI 或磁共振胆胰管造影(MRCP):MRCP 能显示胰、胆管梗阻的部位及扩张程度,具有重要的诊断价值,具有无创伤,多角度成像,定位准确,无并发症等优点。

(8)选择性动脉造影:对显示肿瘤与邻近血管的关系及估计根治手术的可行性有一定意义。胰腺癌局限于胰腺内时,动脉相表现为动脉狭窄中断、压迫移位、异常屈曲、不规则扩张、变细等改变;当肿瘤突破胰腺被膜向周围浸润后,周围血管(如肠系膜上动脉、胃十二指肠动脉、肝总动脉、脾动脉等)可以出现不规则的狭窄、闭塞、血管边缘不整、压迫移位等改变;静脉相变化主要表现为门静脉和肠系膜上静脉以及脾静脉的狭窄、中断、闭塞、受压移位等。此项检查现已被 CT 血管三维重建取代。

(9)上消化道钡餐造影:主要显示胰腺癌压迫所致胃和十二指肠形态改变的间接征象,50%胰头癌患者有十二指肠曲增宽,3%~5%的患者在十二指肠降部可出现"倒 3 征"。

(10)胰腺放射性核素扫描:^{75}Se 标记蛋氨酸或^{67}Ca 胰腺扫描可显示胰腺有无占位性病变。

(11)细胞学检查:可通过十二指肠插管抽取十二指肠液或胰液进行细胞学检查诊断胰腺癌。也可以在 B 超或 CT 介导下进行胰腺细针穿刺进行细胞学检查诊断胰腺癌。

(12)全身 PET-CT 检查:既可以有效地鉴别诊断胰腺癌,同时还可以了解患者的全身状况,是否存在远处转移。

【鉴别诊断】

胰腺癌的早期症状可与常见的肝胆、胃肠疾病相混淆；当患者出现梗阻性黄疸时，需与壶腹周围其他恶性肿瘤以及慢性胰腺炎相鉴别；胰体尾癌常需与腹膜后肿瘤相区别。

1.壶腹癌　黄疸出现较早，且时轻时重，粪便有潜血。十二指肠内镜和十二指肠低张造影可以鉴别，而且通过十二指肠内镜可作病理活检以明确诊断。

2.胆总管末端癌（胰内胆管癌）　早期胆总管末端癌行 ERCP 检查可能为胆管闭塞而胰管正常，中期胰头癌可能胰管闭塞而胆管正常；但当胆管末端癌和胰腺癌增长到一定程度，浸润到胰管或胆管，使胰、胆管均梗阻时，ERCP 很难鉴别。选择性动脉造影胰头部区域血管稀疏有变化者为胰头癌，血管无变化者多为胆总管末端癌。

3.慢性胰腺炎　胰腺癌和慢性胰腺炎的鉴别诊断是一件很困难的事。胰腺癌患者与慢性胰腺炎患者的临床表现无明显差别。胰腺癌的周围通常伴有慢性炎症的改变，因此表面取材或穿刺取不到癌组织有可能得到炎症反应的结果，造成误诊；而肿块型慢性胰腺炎，往往在手术切除标本病理检查后才能确诊为慢性胰腺炎。有些患者外周血肿瘤标记物的检测及体重的变化趋势可以作为鉴别诊断胰腺癌和慢性胰腺炎以及选择治疗方案的参考指标。

4.腹膜后肿瘤　胰体尾癌有时需与腹膜后肿瘤相鉴别。胰腺癌患者行 ER-CP、MRCP 和螺旋 CT 三维重建检查时，多数患者有胰管狭窄或扩张等形态的改变，而腹膜后肿瘤通常没有胰管形态的改变，只有胰管受压或移位等改变。明确占位性病变存在以后，判断肿瘤是否能够手术切除，并尽快手术切除比鉴别肿瘤的性质更为重要。

【治疗原则】

1.手术治疗　手术治疗虽然切除率及远期生存率均不高，但仍然是争取患者生命的唯一途径，仍提倡早期发现、早期诊断和早期手术治疗。术后可酌情进行化疗，一般以吉西他滨（健择）和 5-Fu 为主。

2.手术选择

(1)胰十二指肠切除加区域性淋巴结廓清术：是胰头癌的标准术式，切除范围为胰腺头部、胃远端、十二指肠全部、空肠上段 10cm、胆总管远侧和胆囊，清除相关的淋巴结，然后行胰肠、胆肠和胃肠吻合，重建消化道。

(2)保留幽门的胰头十二指肠切除术：术后生存期不低于传统的胰头十二指肠切除术，且患者餐后促胃液素和促胰液素分泌水平接近正常人，因此在幽门上下淋巴结无转移,十二指肠切缘肿瘤细胞阴性者可行该术式。

(3)全胰切除术:适用于胰腺多发癌。

(4)胰体尾切除加淋巴结廓清术:适用于胰腺体尾癌。一般同脾脏一并切除,胰腺残端缝合。

(5)姑息性手术:适用于高龄患者、已有肝转移的患者、肿瘤已不能切除或患者合并明显心肺功能障碍不能耐受较大手术者。可行胆肠旁路手术解除胆道梗阻;行胃空肠吻合解除或预防十二指肠梗阻;术中在内脏神经节周围注射 95％乙醇行化学性内脏神经切断术或术中行腹腔神经结节切除术,以减轻疼痛。

(6)急症手术:如果患者平稳,争取一期切除肿物;否则,可先行胆囊十二指肠吻合术或胆囊造瘘术,两周后再行根治切除术。

3.术中注意　探查明确病灶大小,确切部位,与周围组织器官尤其是肠系膜上血管的粘连是否严重,是否可能切除肿瘤,并力争活检病理证实胰腺癌的存在。

4.术后处理　手术近期应注意维持生命体征的平稳,维持心血管、肺功能、肾功能和凝血机制等的正常状态,以防止多系统功能衰竭。术后应用制酸剂、生长抑素等以抑制胃酸及其他消化液和胰腺外分泌液的产生,从而减少应激性溃疡及胰瘘、胆瘘的发生。

二、壶腹部癌

【诊断】

1.症状　黄疸是壶腹部癌最主要的症状,但在黄疸出现之前患者常有消化道不适症状。

(1)黄疸:黄疸可时轻时重,出现波动,但在黄疸下降时,血清胆红素、碱性磷酸酶等指标不会降至正常。随着肿瘤的进展,黄疸进行性加深,波动性消失,出现周身瘙痒,粪便颜色变浅乃至陶土样便以及胆囊胀大、肝肿大等胆道梗阻的症状和体征。

(2)消化道不适症状:在黄疸出现之前,因胆、胰管梗阻,患者常感觉上腹饱胀不适、胀痛以及食欲缺乏等症状。但这些症状多不具有特异性,易与其他疾病混淆。

2.体征　壶腹部癌的患者无特异性体征。当疾病进展到一定程度,大多数患者会出现梗阻性黄疸的体征,严重者伴有周身瘙痒。疾病晚期,有时可出现腹部肿块、腹水及淋巴结肿大等体征。

3.实验室检查

(1)血清生化学检查:碱性磷酸酶和谷氨酰胺转肽酶升高可发生在血清胆红素升高之前,黄疸者血清总胆红素和直接胆红素均明显升高。尚有一部分患者的谷草转氨酶、血淀粉酶和血清弹性硬蛋白酶可以增高。

(2)免疫学检查:检测血清肿瘤标记物有一定的诊断价值,但胰腺癌和胆管癌的阳性率均高于壶腹部癌,故鉴别诊断意义不大。

4.特殊检查

(1)纤维十二指肠镜及逆行胰、胆管造影:是确诊壶腹部癌的主要手段。内镜可直接窥视十二指肠乳头、活检,并可向乳头内插管,行胰、胆管造影,了解胆、胰管的狭窄范围。

(2)超声内镜:可清晰显示十二指肠壁的各层结构,并判断肿瘤向胆管内蔓延的范围、十二指肠及胰腺内的浸润深度和病灶周围淋巴结转移状况。

(3)B型超声:可发现胆、胰管扩张,但因十二指肠气体干扰,难以观察到十二指肠乳头部肿物。

(4)电子计算机体层扫描摄影(CT):可发现胆、胰管扩张,同时口服造影剂充盈十二指肠后,可见到肿瘤部位造影剂的充盈缺损。当胆、胰管同时扩张、远端相互靠近,而胰头、胆管末端未见肿物时,也可考虑为壶腹部癌。

【鉴别诊断】

经纤维十二指肠镜检查、活检,壶腹部癌诊断多无困难。但对乳头肿大,而活检阴性的患者则需与引起乳头肿大的其他病变鉴别,如:慢性乳头炎、壶腹部结石嵌顿、先天性胆总管扩张症、黏液产生性胰腺肿瘤、十二指肠黏液腺息肉等。对此类患者可行内镜下乳头切开,然后经切开的乳头行深部组织活检,多可明确诊断。

【治疗原则】

壶腹部癌的手术切除率和5年生存率均明显高于胰腺癌,因此壶腹部癌治疗以根治性手术切除为主,术后辅助化疗等综合治疗。

1.胰头十二指肠切除术　是壶腹部癌的根治性术式,特别是伴有胰腺浸润的病例,其淋巴结转移范围较广,应充分廓清包括肠系膜上血管周围的第2站淋巴结。

2.保留幽门的胰头十二指肠切除术　对不伴有胰腺浸润的病例,行保留幽门的胰头十二指肠切除术,术后5年生存率与传统的胰头十二指肠切除术相近,同时保存了胃的正常生理功能,减少了手术创伤。

3.局部切除　对难以耐受胰头十二指肠切除术的高危患者可行经十二指肠

乳头的局部切除。但应限于无明显溃疡、局限于壶腹部的癌肿。

4.姑息性手术　对病变过于广泛,且无法切除者,可行胆肠吻合,以解除胆道梗阻;必要时可同时行胃肠吻合,以解除十二指肠梗阻。

第四节　腹腔镜胰腺远端切除术

一、手术指征

主要适用于位于胰体尾部的良性或低度恶性肿瘤,慢性胰腺炎和囊性病变,如真性、假性囊肿等。对于肿瘤体积较小的恶性肿瘤,病变较为局限,无远处淋巴结肿大转移者,可尝试腹腔镜胰腺远端联合脾脏切除术。

二、手术禁忌证

既往有上腹部手术史,腹腔内严重粘连或感染,心肺功能严重受损,不能耐受全麻或气腹,肝肾功能严重受损,有重度出血倾向,膈肌裂孔疝等。

三、术前准备

同开腹手术。

四、器械准备

1.一般器械　30 度腹腔镜,无损伤胃肠抓钳,分离钳,扇形牵开器,剪刀,持针器,钛夹钳,Hem-o-lock 塑料夹,冲洗吸引器,标本袋。

2.特殊器械　超声刀,腹腔镜超声,Ligasure 电凝切割器,双极电凝,直角钳。

五、麻醉方式、患者体位,外科医师位置和 Trocar 位置

1.麻醉　通常采用气管内插管全身麻醉。

2.患者体位　平卧位两腿分开或左侧半高卧位。

3.外科医师位置　在患者两腿之间,助手在患者左侧。

4.Trocar 位置　通常选用 4~5 个戳口,脐部 10mm Trocar,为气腹针和腹腔镜进入口,左锁骨中线平脐外 12mm Trocar,为主操作孔。右腹直肌外缘或右锁骨中线脐外上 3cm 处 5mm Trocar,左腋前线肋下 5mm Trocar,剑突下 5mm Trocar。

六、手术步骤

1.麻醉成功后,消毒皮肤,于脐下切开皮肤 10mm,用气腹针制造气腹成功后,插入 10mm Trocar 和 30 度腹腔镜,右侧腹部 5mm Trocar,左侧腹部 5mm Trocar 和 12mm Trocar,分别插入无损伤抓钳和超声刀。

2.探查腹腔顺序为:肝左右叶、胆囊、腹壁、大网膜、胃十二指肠、横结肠、脾脏、左右半结肠及小肠和盆腔。

3.打开胃结肠韧带,显露胰腺。选择胃结肠韧带最薄处,于胃大弯血管弓外用超声刀离断胃结肠韧带,左侧到脾门,右侧到胰头部,注意保留胃短血管(第一窗口)。分离胃后壁与胰腺粘连,显露胰腺和肿瘤,明确肿瘤位置。

4.打开胰腺下缘,分离胰腺与脾脏血管。打开胰腺下缘后腹膜,沿胰腺下缘分离胰腺与周围组织,显露胰腺后方及脾静脉。游离结肠脾区,显露脾下极和胰尾下缘。打开脾静脉鞘,钝性分离脾静脉,离断脾静脉的胰腺分支血管。游离肿瘤近端的胰腺后方与脾脏血管,分离出足够的间隙(第二窗口),准备离断胰腺。

5.打开胰腺上缘,离断胰腺和胃之间粘连,分离出脾动脉,进一步游离脾动脉,扩大胰腺后方窗口,分离开脾动静脉与胰腺,窗口直径约 2cm。

6.离断胰腺:进一步扩大胰腺和脾血管之间窗口,完全游离胰腺后,用内镜直线切割闭合器插入脾血管和胰腺窗口,距离肿瘤近端 2cm 处夹闭胰腺,切割离断胰腺,注意切割时保护周围器官,防止副损伤。

7.脾脏的保留:游离胰腺远端与脾脏血管:沿脾脏血管分离胰腺组织与脾动静脉,离断各细小分支,游离至脾门处,完整切除远端胰腺及肿瘤。

8.联合脾脏切除:用 Hem-o-Iock 塑料夹钳夹脾脏血管,分别离断动静脉,提起远端胰腺和脾脏血管,沿腹膜后间隙游离远端胰腺和脾脏血管至脾门,再离断脾周围韧带,将脾脏一并切除。

9.于主操作孔放置标本袋,将标本放置标本袋内,横行切开皮肤约 3cm,扩大腹部切口,将标本取出。

10.冲洗手术野至干净,仔细检查有无出血,于胰腺断端旁放置胶管一枚,如脾切除,脾窝放置胶管一枚,分别引出体外。

七、保留脾脏时,脾脏血液供应的处理

1.Kimura 法　将脾血管与胰体尾分离,从而完整保留脾血管和脾脏。

2.Warshaw 法　在切除胰腺远端的同时,连同脾脏血管一并离断,在脾门处再

切除脾脏血管,依靠胃短血管和胃网膜左血管提供脾脏的血液供应和回流。

八、腹腔镜超声的作用-术中肿瘤的定位方法。

腹腔镜超声可以代替甚至扩展外科医师手的触诊功能,对胰腺组织可以直接接触,可以明确肿瘤的位置,性质以及肿瘤与胰管、周围血管的关系,同时指导手术方式的选择。

第十四章　脾脏疾病

第一节　脾外伤

一、脾破裂

【临床表现】

脾脏是腹腔内脏中最易受损伤的器官,发生率占各种腹部伤的 40%～50%。有慢性病理改变的脾脏更易破裂。

脾破裂分为自发性和外伤性脾破裂两种。自发性脾破裂少见,多有外伤史,但这类患者的脾脏常有病变,有可能在打喷嚏、呕吐、用力排便或猛烈跳跃时引起破裂。外伤性脾破裂是因左上腹或左下胸受外力打击所致。

脾破裂可分为中央型破裂(破在脾实质深部)、被膜下破裂(破在脾实质周边部分)和真性破裂(破损累及被膜和实质)三种。前两种因被膜完整,出血量受到限制,故临床上并无明显出血征象而不易被发现。但有些血肿(特别是被膜下血肿)在某些微弱外力影响下,可以突然转为真性破裂,导致诊治中措手不及的局面,这种情况常发生于外伤后 1～2 周。

临床常见的脾破裂约 85% 是真性破裂,破裂部位较多见于脾上极及膈面。破裂如发生在脏面,尤其是邻近脾门者,有撕裂脾蒂的可能,在这种情况下,出血量大,患者可迅速发生休克乃至死亡。

脾破裂的主要症状是腹痛和内出血。首先左上腹剧烈疼痛,随后疼痛扩展到全腹部。脾破裂以后即刻引起出血,如出血速度快,可在短时间内出现烦躁、口渴、心悸、出冷汗、面色苍白、脉搏细弱、血压下降等出血性休克症状。

【诊断依据】

1.外伤史:左下胸及左上腹部外伤常致脾脏破裂,尤以左下胸肋骨骨折时更易发生。

2.腹痛。

3.内出血或出血性休克表现。

4.腹膜刺激征,单纯脾破裂早期腹膜刺激征较轻。

5.诊断性腹腔穿刺或灌洗,有不凝血。

6.B超一般可以确诊。

【治疗原则】

脾破裂一经诊断,原则上应紧急手术处理。至于手术方式,因脾组织脆弱,破裂后不易止血、缝合或修补,故全脾切除仍是主要、常用的手术方法。如脾脏裂口大而出血凶猛,可先捏住脾蒂以控制出血,然后快速清理手术野,充分显露,以便钳夹脾蒂。切忌在血泊中盲目钳夹,如果腹内确无其他脏器破裂,可收集未污染的腹内积血,过滤后进行术中自体输血。

脾保留性手术:近年随着对脾脏生理功能和人体免疫功能的认识不断加深,目前已逐渐改变了脾破裂只有行全脾切除治疗的观点,以免日后导致严重的全身感染(以肺炎球菌为主病原的凶险感染,尤其是儿童)。所以,在保证生命安全的前提下,各种保脾术式如缝合修补、部分脾切除、自体脾移植术等也得到不同发展。目前认为,对破损严重而难以修补或保留的粉碎性脾破裂,将小脾块(2～4)cm×(1～3)cm×0.5cm(移植脾总量达原脾1/3)置入大网膜内,能有效的发挥脾功能;对单个脾实质深入伤选用缝合修补;多处撕裂伤,用可吸收线纺织网罩捆扎;可以选用边缘血液供应,如脾下极的胃网膜左动脉、脾上极的胃短动脉作原位保脾术或脾部分切除术。当然,对于这类手术的评价,有待进一步深入研究积累更多资料。

二、迟发性脾破裂

又称脾包膜下破裂、延迟性脾破裂等。定义为腹部外伤后48小时内无症状,而在2天或更长时期内才出现脾破裂腹腔内出血症状者。其发生率国内资料为10%～20%。迟发性脾破裂从外伤到出血,由2天到数周或几个月,多数出血发生在1周内,最常见的症状是伤后持续性上腹痛,体征为局部压痛、肌肉痉挛、反跳痛占90%,诊断性腹穿阳性率高达90%,第一次穿刺阴性绝不能轻易排除脾破裂可能性,若腹穿抽出不凝血,可确定有内出血,腹部B超阳性率超过80%以上。诊断性腹穿、B超和灌洗法阳性率高,简单易行。治疗:如出血量大,保守治疗无效则需要急诊手术。

第二节　脾脓肿

某些引起脾肿大的感染性疾病或败血症和创伤及临近器官感染的蔓延都可致脾脓肿。常见的致病菌有链球菌、厌氧菌、葡萄球菌等。脾脓肿的早期，脾脏与周围组织无粘连，随着炎症向脾脏表面波及，常与周围脏器发生致密粘连，还可穿入其他脏器，形成各种内外瘘和腹膜炎。

【临床表现】

脾脓肿的症状表现虽较复杂，但通常多以寒战、高热及左上腹疼痛为主要特点，同时伴有恶心、呕吐及食欲不振等症状。由于脾脏常有不同程度的肿大，或附近网膜等组织与病灶粘连，左上腹常可能触及肿大的脾脏。局部往往有较明显的压痛、反跳痛及腹肌紧张。

【辅助检查】

1.实验室检查　患者白细胞计数及中性多核白细胞分类计数均明显升高，出现核左移。

2.影像学检查　B超和CT均可发现脾实质内的低的或无回声团块。脾脓肿的术前诊断有时确属不易，应注意详细寻问病史、细致体检再辅以B超等检查，也可大大提高诊断的正确性。

【诊断】

同时还应与左上腹壁脓肿、脾囊肿、脾肿瘤等相鉴别。

【治疗】

脾脓肿的治疗包括全身用药和局部病变的处理两个方面。首先是选用适当而有效的抗生素控制感染，要控制需氧菌和厌氧菌两方面的感染。局部病变的处理原则是作包括脓肿在内的脾切除，效果最理想。如不能行脾切除，也可行脾脓肿切开引流术或超声引导下的穿刺置管引流术，再辅以双氧水、甲硝唑冲洗效果也尚满意。其预后取决于病程长短、诊断早晚、治疗是否得当及全身感染状况轻重等多方面因素，随着诊断技术进步、有效抗生素的应用，治愈率已明显提高。

第三节　脾囊肿

脾囊肿是脾脏组织的囊性病变，主要分为寄生虫性囊肿和非寄生虫性囊肿。寄生虫性囊肿由棘球绦虫属的包虫组成，由蚴虫经血流进入脾内发育产生的囊肿或由腹腔其他脏器包虫囊肿内的头节直接播散于脾内而产生囊肿。非寄生虫性脾囊肿有原发性和继发性囊肿两种。原发性囊肿的囊壁含有不同的细胞成分,包括转变细胞、表皮样细胞、淋巴瘤细胞、血管瘤组织和皮样成分,其中最常见的组织类型是表皮样囊肿和上皮样囊肿。继发性囊肿,其形成过程是外伤引起脾内血肿,血肿被包裹,血液被吸收,周围形成纤维性囊壁,浆液不断蓄积,逐渐形成浆液性孤立性囊肿。囊肿可以很大,囊壁无内皮细胞覆盖,其内常含血液。

【临床表现】

1.症状 小的囊肿无临床症状,直到囊肿增大压迫和刺激邻近脏器时,才产生一系列的器官受压症状。以上腹或左上腹隐痛最多见,有时亦可累及脐周或放射至右肩及左腰背部,如压迫胃肠道可有腹胀或消化不良、便秘。寄生虫性脾囊肿以中青年多见,非寄生虫性囊肿以青少年多见,其中真性脾囊肿发病年龄较小。

2.体征 体检时发现左上腹肿块或左侧膈肌抬高时应怀疑本病。

【辅助检查】

1.实验室检查 血细胞计数和血生化常无异常发现。Consoni 试验阳性可考虑有脾包虫性囊肿。

2.影像学检查 B 超及 CT 检查为诊断本病的常用方法。

【诊断】

1.结合病史、临床表现、辅助检查诊断。

2.与脾脓肿、脾结核、脾肿瘤鉴别。

【治疗】

脾囊肿有并发感染危险,破裂后可引起腹膜炎或穿破膈肌致胸膜炎。囊肿破溃可致腹腔内出血,因此,一旦确诊,即应及早处理,多采用脾切除、脾段切除或囊肿摘除术,效果均较好。

第四节 脾脏肿瘤

【病理分类】

分为 6 类:①血管来源;②淋巴组织来源;③胚胎组织来源;④神经组织来源;⑤其他间叶组织来源;⑥类肿瘤病变。无论恶性肿瘤还是良性肿瘤,临床均罕见。

【临床表现】

原发性脾肿瘤主要的临床表现为脾大,也是患者就诊时的主要原因。良性肿瘤除出现并发症外多数无自觉症状,恶性肿瘤腹痛较剧烈,可伴有发热、贫血和消瘦等表现。

自发性脾破裂是脾肿瘤的常见并发症。脾血管瘤并发梗死也是常见并发症。

【诊断】

首选 B 超。CT 检查可作为 B 超的补充，多数能清楚显示病灶范围及毗邻关系。选择性脾动脉造影在脾脏肿瘤的鉴别诊断中颇具价值。良性肿瘤表现为动脉分支压迫性改变；恶性肿瘤表现为不规则血管狭窄、中断、移位及杂乱丛生的新生血管形成等；囊性病变呈无血管区改变，边缘清楚，实性病变相对呈低密度影像。

【治疗及预后】

脾切除术是治疗脾原发性肿瘤的首选方法。病理脾因易发生自发性破裂，故对无原因腹腔内出血的患者，应探查脾脏。对于脾血管瘤并发梗死的患者，切脾即可。

原发性脾脏恶性肿瘤，如未转移或只有局限性浸润，切脾或扩大切除当属必要；术中需注意肿瘤有无脾外淋巴结转移，淋巴结转移常见于脾门、胰体尾上下缘，必要时连同胰体尾一并切除。如已有广泛浸润或转移，切脾已无意义。对恶性淋巴瘤术后再辅助化疗与放疗，有望完全缓解，明显改善术后生存率。脾脏恶性肿瘤预后很差，血管肉瘤最差，其次为恶性淋巴瘤、纤维肉瘤等。脾脏恶性肿瘤预后与肿瘤大小、有无包膜、浸润生长程度、病期等因素有关。

第五节　脾动脉瘤

脾动脉呈囊性扩张，可是先天性的，也可由动脉硬化或外伤引起。多发生于女性，尤其是多次妊娠者。

【临床表现】

多无症状，少数患者有左上腹疼痛，且向左肩胛区放射。可并发急性破裂而造成死亡。

【诊断】

B 超和脾动脉造影可确诊脾动脉瘤。

【治疗原则】

行包括动脉瘤在内的脾切除术。也可以采用腔内封堵微创技术封闭动脉瘤的出、入口来达到治疗目的。

第十五章 上消化道出血

上消化道出血是指屈氏韧带以上的消化道,包括食管、胃十二指肠或胰胆等病变引起的出血,胃空肠吻合术后的空肠病变出血亦属这一范围。大量出血是指在数小时内失血量超出 1000mL 或循环血容量的 20%,往往伴有血容量减少引起的急性周围循环衰竭。

【诊断】

1.症状　①呕血和黑粪是主要症状;往往呕血的颜色为鲜红色并有血块。大便颜色可为暗红色甚至鲜红色。②失血性周围循环衰竭引起晕厥、休克。③出现重度贫血。④大量出血后常有低热。

2.体检　可无特殊体征,查体时可发现贫血面容、肠鸣音活跃等。注意呕吐物或大便的颜色、性状,可提示出血位置。上消化道出血量大时,血液在胃内停留时间较短,未经胃酸的充分混合,往往呕血的颜色为鲜红色并有血块;同时,由于血液在肠内推进快,粪便可呈暗红色甚至鲜红色,需要与下消化道出血鉴别。上消化道大量出血的病因很多,常见者有消化性溃疡、急性胃黏膜损害、食管胃底静脉曲张和胃癌等。针对病因,注意有无蜘蛛痣、脾大、腹水等肝病体征,提示门静脉高压性出血;有无上腹部疼痛,可触及肿大的胆囊,呕血呈条状血块,提示肝内胆管出血;若伴高热、寒战,并出现黄疸,提示感染性胆道出血可能性。

3.实验室检查　血常规:注意血红蛋白降低和血细胞比容降低;血尿素氮/肌酐$>25:1$等。

4.辅助检查　对于大多数上消化道出血的诊断,早期内镜检查是首选方法。若内镜不能发现出血病因,可用核素检查或选择性腹腔动脉或肠系膜上动脉造影等。

【鉴别诊断】

1.首先和咯血、下消化道出血(如痔疮出血等)鉴别,病史及查体可鉴别。

2.胃十二指肠溃疡:有溃疡病史,可反复发作。

3.门静脉高压:有肝硬化、门脉海绵样变性等导致门脉高压的疾病史,既往上消化道造影或胃镜等发现食管胃底静脉曲张。出血常突然,多表现为大量呕血。

4.应激性溃疡:有酗酒、服药(非甾体类抗炎药、激素等)、休克、烧伤、大手术等病史,胃镜下表现为表浅、大小不等的、多发的胃黏膜糜烂和出血。

5.胃癌:黑便比呕血常见,胃镜可见癌性溃疡及出血。中老年人首次出血,且有厌食、体重下降者应考虑胃癌。

6.胆道出血:常见三联征是胆绞痛、梗阻性黄疸和消化道出血。

7.出血是否停止的判断如下:

(1)出血停止的表现:患者呕血、便血停止,排便次数减少,大便由鲜红变为暗红或柏油样便(或几日无排便),血压、脉搏稳定在正常范围提示出血停止。

(2)继续出血的表现:反复呕血、黑便;周围循环衰竭的表现经补液输血而血容量未见明显改善,或虽暂时好转而又恶化,经快速补液输血,中心静脉压仍有波动,稍有稳定又再下降;红细胞计数、血红蛋白测定与血细胞比容继续下降,网织红细胞计数持续增高;补液与尿量足够的情况下,血尿素氮持续或再次增高。

【治疗原则】

1.初步处理　禁食、平卧、放置胃管、建立静脉通道并快速补液、抗休克治疗、防止误吸等。

2.病因处理

(1)消化性溃疡出血:可抑酸治疗、止血药物洗胃;必要时可行胃镜止血。若患者＞45岁,病史长,多系慢性溃疡,可行胃大部切除等手术治疗。当上消化道持续出血超过48小时仍不能停止;24小时内输血1500mL仍不能纠正血容量血压不稳定;保守治疗期间发生再出血者;内镜下发现具有动脉活动出血等情况,应尽早外科手术。

(2)门静脉高压出血:肝功能差的患者,可用三腔管压迫止血或内镜下止血;并可给予止血药、生长抑素等。对肝功能好、没有黄疸、没有严重腹水的患者,应积极行手术治疗——断流术或分流术。

(3)应激性溃疡出血:抑酸、止血;介入治疗。必要时可行手术治疗,如胃大部切除术或选择性迷走神经切断术。

(4)胃癌:根治性胃大部切除术或全胃切除术。

(5)胆道出血:保守治疗为主,抗感染、止血治疗、介入治疗——选择性肝动脉栓塞等。

第十六章 腹壁、腹膜、网膜疾病

第一节 腹壁疾病

一、脐尿管囊肿和脐尿管瘘

本病之病原学源于胚胎期 10～24mm 时,膀胱扩大至脐部,其后膀胱则沿前腹壁下降,在其下降过程中,遗留一细管与尿囊相通。此管道逐渐变细、闭塞、呈一纤维索条自脐部连至膀胱前壁,如其未全闭塞仍有管腔相通,则成为脐尿管瘘,如两端闭塞,中间部分未全闭锁,则有形成囊肿的可能。

【临床表现】

脐尿管瘘表现为脐部不干,总有稀薄的分泌物。脐尿管囊肿表现为在下腹正中,囊性包块,不随体位变动。

【诊断】

1.前下腹壁正中肌肉下深部肿块;如合并感染则出现发热和腹前壁压痛。

2.如囊肿破溃形成窦道,经窦道造影可显示囊腔。

3.脐尿管瘘时在脐孔有尿液流出,经脐孔注入造影剂或排泄性尿路造影可显示瘘管,合并感染时出现脐周疼痛。

4.合并膀胱感染时则有尿路刺激征。

【治疗原则】

1.抗生素应用及外科换药控制感染。

2.感染控制后手术切除囊肿及脐尿管瘘。

二、腹壁硬纤维瘤

腹壁硬纤维瘤是好发于腹壁肌层和筋膜鞘的纤维瘤,故又称腹壁韧带样纤维瘤、带状瘤、纤维瘤病。来源于肌腱及韧带纤维组织的肿瘤,其不发生远处转移,仅在局部浸润生长,手术切除后极易复发,临床较难控制。

【诊断标准】

1.腹壁硬纤维瘤表现为腹壁的质硬肿块,其侵犯肌肉及神经时可有疼痛。

2.其发生原因尚不清楚,与家族性结肠息肉病关系密切,有时是 Gardner 综合征的结肠外表现的一部分(骨瘤、皮肤囊肿、硬纤维瘤及结肠多发息肉),具有遗传倾向。

3.B 超、CT 及 MRI 有助于诊断,确诊需靠病理检查。

【治疗原则】

1.手术切除是腹壁硬纤维瘤的主要治疗手段,但手术后复发率高,常需要多次手术并造成腹壁巨大缺损。

2.放射治疗的价值尚不肯定,需要的剂量较大,多与手术、化疗等手段联合应用。

3.激素拮抗治疗:因硬纤维瘤在妇女中发展快而且有时在绝经后可缩小,故有时可用激素拮抗治疗,常用他莫昔芬、甲羟孕酮等治疗。

4.抗炎药物可缓解症状,有时也可见肿瘤缩小或静止。

5.化疗对硬纤维瘤不甚敏感,治疗药物与其他软组织肿瘤相似。

第二节　腹膜疾病

一、腹膜假性黏液瘤

【诊断标准】

1.常由卵巢假性黏液性囊肿或阑尾黏液囊肿破裂引起,是一种低度恶性的黏液腺癌。

2.有腹痛、腹胀、恶心、呕吐、便秘、腹水等症状。

3.腹部膨隆,触诊时有揉面感。来自卵巢者妇科检查时可发现子宫附件有肿块。

4.腹腔穿刺可抽出黏性胶样物,CT 可了解黏液性物质的分布。

【治疗原则】

1.手术切除原发病灶。

2.尽可能清除腹腔内假性黏液瘤及取出黏液状物,清除全部大网膜,必要时清除小网膜。

3.术中腹腔内置管,术后注入抗癌药物或配合腹腔热疗。

4.肿瘤复发时可再次手术及腹腔内注射抗癌药物。

二、腹膜间皮细胞瘤

腹膜间皮细胞瘤是源自于腹膜表面间皮细胞的一种肿瘤,临床少见。

【诊断标准】

1.良性者表现为局限性生长缓慢的肿瘤,多发生于盆腔,早期无症状,肿瘤长大后有压迫症状。

2.恶性者呈弥漫性生长,有腹壁紧张、血性腹水等表现。

3.腹水脱落细胞见大量间皮细胞(＞15％)及典型的恶性间皮细胞可以确诊,但阳性率极低,最终诊断依靠组织学检查结果。

【治疗原则】

良性者手术切除效果好。恶性者可进行手术切除与腹腔内化疗相结合,但效果不佳。

第三节　肠系膜及大网膜疾病

一、大网膜囊肿

大网膜囊肿病因未明,但大多数囊肿是由于淋巴管先天性发育异常或异位生长所致。大网膜囊肿的主要类型为淋巴管囊肿、皮样囊肿、包虫囊肿等。可发生于任何年龄,但以儿童和青少年多见。男性多于女性。

【诊断标准】

1.一般无症状,囊肿较大时偶可出现腹部饱胀感,并发扭转或肠梗阻时,可发生剧烈腹痛。

2.触及无痛性、可移动肿块,多在上腹部。

3.腹部 B 超可判断为囊性肿块,CT 检查可见前腹部囊性、边缘清楚、分隔包块,多可确诊。

【治疗原则】

手术切除囊肿或连同大网膜一并切除。大网膜囊肿切除后,应仔细探查小网膜囊、胃结肠韧带、肝胃韧带、脾胃韧带和结肠小肠系膜等处有无囊肿,以免漏诊。

二、肠系膜囊肿

肠系膜囊肿是指位于肠系膜、具有上皮内膜的囊肿。绝大多数为良性病变，多因先天性畸形或异位的淋巴管组织发展而成，也有因腹部外伤、淋巴管炎性梗阻或局限性淋巴结退化而形成。

【诊断标准】

1.多见于儿童：一般无症状，囊肿增大、发生囊内出血或继发感染时可有隐痛或胀痛。

2.腹部可触及表面光滑无痛的肿物，一般活动度较大，而且具有规律性：肠系膜根部囊肿的活动度以横向为大，沿右上至左下轴心活动，而上下活动受限；若囊肿位于肠系膜周围者，上下及左右活动范围均大。

3.X线钡餐检查：可表现为肠管受压移位。

4.B超和CT检查：可确定肿物的部位和区别囊实性，但有时不易与大网膜囊肿鉴别。

【治疗原则】

孤立的小囊肿可行摘除术，与肠管关系密切和与系膜血管粘连者，可连同小肠一起切除。

三、肠系膜肿瘤

肠系膜肿瘤是发生于肠系膜组织的少见病，多见于男性，可发生于任何年龄。

【诊断标准】

1.多见于成人，临床表现多种多样。较小的肿瘤多无症状，肿瘤较大时可有腹部隐痛或胀痛，恶性肿瘤常伴有食欲缺乏、消瘦乏力、贫血、便血和肠梗阻症状。

2.腹部可触及肿物，恶性肿瘤多为表面不平、结节状、质地较硬的实性肿物，活动性差，如破溃则可有腹膜炎表现。

3.X线钡餐检查：显示肠管受压、移位，如肠壁僵硬、钡剂通过困难或缓慢应考虑有恶性可能。

4.腹部B超和CT检查：有助于定位和定性。

【治疗原则】

1.良性肿瘤可作肿瘤切除或连同相应的系膜及小肠一并切除。

2.恶性肿瘤应尽可能作根治切除术，包括周围系膜和小肠，如已有转移可行姑息切除，以预防或缓解梗阻。

3.术后应根据其病理和生物学特性辅以适当的放疗、化疗、激素治疗及支持治疗等。

四、大网膜粘连综合征

大网膜粘连综合征是指因腹腔炎症或阑尾等腹部脏器手术后,大网膜与周围组织粘连,而导致横结肠功能紊乱,产生轻重不等的类似肠梗阻的症状。

【诊断标准】

1.有腹部炎症或腹部手术史。

2.胃肠功能紊乱:恶心、食后呕吐、腹胀。

3.横结肠梗阻:便秘,阵发性绞痛,蜷曲侧卧位常可缓解。

4.腹膜牵拉症状:腹内牵拉感,不能伸直躯干。

5.下腹粘连处压痛:过度伸直躯干可引起切口瘢痕和上腹深部疼痛。

6.钡灌肠检查有可能发现右半结肠扩张、固定,横结肠显示局限性、节段性痉挛,钡剂受阻于横结肠且排空时间延长。

【治疗原则】

对症状明显,影响劳动的患者,可手术切除部分大网膜。

五、大网膜扭转

【诊断标准】

1.常有腹部肿物,腹腔炎症或体位突发改变病史。

2.突发腹部绞痛,逐渐加重,部位多开始于脐周或全腹,逐渐局限于右腹部,活动可。

3.使疼痛加剧。

4.腹部局限性压痛,反跳痛和肌紧张。

5.需排除急性胆囊炎、急性阑尾炎、小肠扭转和卵巢扭转等疾病。

【治疗原则】

常需剖腹探查,切除扭转网膜,继发性扭转则需同时治疗原发病。

第十七章　腹外疝

一、疝的基本概念及临床类型

【基本概念】

体内某个脏器或组织离开其正常解剖部位,通过先天或后天形成的薄弱点、缺损或孔隙进入另一部位,即称为疝。疝最多发生于腹部,腹部疝又以腹外疝为多见。腹外疝是由腹腔内的脏器或组织连同腹膜壁层,经腹壁薄弱点或孔隙,向体表突出所形成。

手术治疗是疝治疗的主要方式。

疝修补术经历了100多年的历史。随着技术和材料的进步,疝修补术的手术方式也发生了巨大的变化。从1989年Lichtenstein I.L.等采用Marlex补片缝合于腹股沟管后壁起,疝修补术便从单一的、传统张力疝修补术时代进入了无张力疝修补术的时代。近年,随着腹腔镜技术的应用,无张力疝修补术又增添了腔镜下的各种新术式。

疝修补术的巨大变化离不开最重要的人工材料(补片)的进步。目前修补疝的补片根据所含成分可分为:聚丙烯类补片、聚酯类补片、膨体聚四氟乙烯(ePTFE)补片、聚羟基乙酸和聚乳酸羟基乙酸类补片、复合补片等几大类。聚丙烯类补片是目前临床中最常用的一类补片,其抗感染力和组织相容性较好、强度大,但与肠管接触可导致较严重的肠粘连。聚酯类补片有聚丙烯类补片类似的优点,且柔韧性好,但抗张力仅为前者的1/3。ePTFE补片的固定性及抗感染能力不及前两者,一旦感染需去除,但其与腹腔内脏器接触不会引起粘连。聚羟基乙酸和聚乳酸羟基乙酸类补片为可吸收材料的补片,抗感染力强。复合补片主要由聚丙烯和防粘连的ePTFE或可吸收材料制作而成。

【临床类型】

腹外疝有易复性、难复性、嵌顿性、绞窄性等类型。

1.**易复性疝**　凡疝内容很容易回入腹腔的,称为易复性疝。

2.**难复性疝**　疝内容不能回纳或不能完全回纳入腹腔内但并不引起严重症状

者,称难复性疝。腹腔后位的脏器,在疝的形成过程中,可随后腹膜壁层而被下牵,构成疝囊的一部分,称为滑动性疝,也属难复性疝。

3.嵌顿性疝　疝门较小而腹内压突然增高时,疝内容物可强行扩张囊颈而进入疝囊,随后因囊颈的弹性收缩,又将内容物卡住,使其不能回纳,这种情况称为嵌顿性或钳闭性疝。

4.绞窄性疝　嵌顿如不及时解除,肠管及其系膜受压情况不断加重可使动脉血流减少,最后导致完全阻断,即为绞窄性疝。

嵌顿性疝和绞窄性疝实际上是一个病理过程的两个阶段,临床上很难截然区分。肠管嵌顿或绞窄时,临床上还同时伴有急性机械性肠梗阻。但有时嵌顿的内容物仅为部分肠壁,系膜侧肠壁及其系膜并未进入疝囊,肠腔并未完全梗阻,这种疝称为肠管壁疝或 Richter 疝。如嵌顿的小肠是小肠憩室(通常是 Meckel 憩室),则称 Littre 疝。有些嵌顿肠管可包括几个肠袢,或呈 W 形,疝囊内各嵌顿肠袢之间的肠管可隐藏在腹腔内,这种情况称为逆行性嵌顿。

二、腹股沟区解剖、腹股沟疝

【腹股沟区解剖概要】

腹股沟区由浅而深,有以下各层:

1.皮肤、皮下组织和浅筋膜

2.腹外斜肌　其在髂前上棘与脐之间连线以下移行为腱膜,即腹外斜肌腱膜。该腱膜下缘在髂前上棘至耻骨结节之间向后、向上反折并增厚形成腹股沟韧带。韧带内侧端一小部分纤维又向后、向下折而形成腔隙韧带(陷窝韧带)。腔隙韧带向外侧延续的部分附着于耻骨梳,为耻骨梳韧带。腹外斜肌腱膜纤维在耻骨结节上外方形成一三角形的裂隙,即腹股沟管浅环(外环或皮下环)。腱膜深面与腹内斜肌之间有髂腹下神经及髂腹股沟神经通过。

3.腹内斜肌和腹横肌　腹内斜肌在此区起自腹股沟韧带的外侧 1/2。肌纤维向内下走行,其下缘呈弓状越过精索前方、上方,在精索内后侧止于耻骨结节。腹横肌在此区起自腹股沟韧带外侧面 1/3,其下缘也呈弓状越过精索上方,在精索内后侧与腹内斜肌融合而形成腹股沟镰(或称联合腱),也止于耻骨结节。

4.腹横筋膜　位于腹横肌深面,其下面部分的外侧 1/2 附着于腹股沟韧带,内侧 1/2 附着于耻骨梳韧带。腹横筋膜至腹股沟韧带向后的游离缘处加厚形成髂耻束。在腹股沟中点上方 2cm、腹壁下动脉外侧处,男性精索和女性子宫圆韧带穿过腹横筋膜而造成一个卵圆形裂隙,即为腹股沟管深环(内环或腹环)。腹横筋膜由此向下包绕精索,成为精索内筋膜。深环内侧的横筋膜组织较厚,称凹间韧带。在腹股沟内侧1/2,腹横筋膜还覆盖着股动、静脉,并在腹股沟韧带后方伴随这些血管下行至股部。

5.腹膜外脂肪和壁腹膜　腹股沟管的构成如下:前壁有皮肤、皮下组织和腹外斜肌腱膜,外侧1/3有腹内斜肌覆盖;后壁为腹横筋膜和腹膜,其内侧1/3有腹股沟镰;上壁为腹内斜肌、腹横肌的弓状下缘;下壁为腹股沟韧带和腔隙韧带。腹股沟管的内口即深环,外口即浅环,大小一般可容一指尖。女性腹股沟管内有子宫圆韧带通过,男性则有精索通过。

直疝三角的外侧边是腹壁下动脉,内侧边为腹直肌外侧缘,底边为腹股沟韧带。此处腹壁缺乏完整的腹肌覆盖,且腹横筋膜又比周围部分薄,故易发生疝。

【腹股沟疝的诊断】

腹股沟疝分为斜疝和直疝两种。疝囊经过腹壁下动脉外侧的腹股沟管深环突出,向内下、向前斜行经过腹股沟管,穿出腹股沟管浅环,并可进入阴囊,为腹股沟斜疝。疝囊经腹壁下动脉内侧的直疝三角区直接由后向前突出,不经过内环,不进入阴囊,为腹股沟直疝。

临床表现:腹股沟区有一突出的、可复性肿块。肿块较小时,仅有疝环处轻度坠胀感;肿块明显、并穿过浅环甚或进入阴囊时,容易诊断。

【鉴别诊断】

1.斜疝和直疝的鉴别　见表17-1所示。

表 17-1　斜疝和直疝的鉴别

	斜疝	直疝
发病年龄	多见于儿童及青壮年	多见于老年
突出途径	经腹股沟管突出,可进阴囊	由直疝三角突出,不进阴囊
疝块外形	椭圆形或梨形,上部呈蒂柄状	半球形,基底较宽
回纳疝块后压住深环	疝块不再突出	疝块仍可突出
精索与疝囊的关系	精索在疝囊后方	精索在疝囊前外方
疝囊颈与腹壁下动脉的关系	疝囊颈在腹壁下动脉外侧	疝囊颈在腹壁下动脉内侧
嵌顿机会	较多	极少

2.睾丸鞘膜积液　肿块完全局限在阴囊内,透光试验检查阳性,而疝块则不能透光。腹股沟斜疝时,可在肿块后方扪及实质感的睾丸;鞘膜积液时,睾丸在积液中间,而不能扪及实质感的睾丸。

3.交通性鞘膜积液　肿块的外形与睾丸鞘膜积液相似。站立活动时肿块缓慢出现并增大,平卧后肿块逐渐缩小,挤压肿块,其体积也可逐渐缩小。透光试验为阳性。

4.精索鞘膜积液　肿块较小,在腹股沟管内,牵拉同侧睾丸可见肿块移位。

5.隐睾　患侧阴囊内睾丸缺如,隐睾肿块较小,挤压时可出现特有的胀痛感觉。

6.急性肠梗阻　肠管被嵌顿的疝可伴发急性肠梗阻。在患者比较肥胖或疝块比较小时,容易忽略这一病因,应注意。

【治疗原则】

嵌顿或绞窄疝可威胁患者生命。因此,腹股沟疝一般均应尽早手术治疗。

1.非手术治疗　1岁以内婴儿疝有自愈可能,可以暂不手术;年老体弱或有全身其他严重疾病不能耐受手术者,可用疝托压迫腹股沟区以缓解症状和防止嵌顿。

2.手术治疗　术前应处理慢性咳嗽、排尿困难、便秘、腹水、妊娠等腹内压力增高或糖尿病等情况。手术方法可归纳为传统的疝修补术、无张力疝修补术和经腹腔镜疝修补术。

传统的疝修补术常用者为 Bassini 法(把精索提起,在其后方把腹内斜肌下缘和联合腱缝至腹股沟韧带上,置精索于腹内斜肌、腹外斜肌腱膜之间)和 McVay 法(在精索后方把腹内斜肌下缘和联合腱缝至耻骨梳韧带上)。近期循证医学研究显示:Shouldice 法是腹股沟疝传统张力修补术中最理想的术式,其复发率明显小于 Bassini 等方法。这一术式是在强调加强腹横筋膜修补的基础上,再辅以联合肌腱和腹股沟韧带缝合的一种手术方法(高位结扎疝囊,切开腹横筋膜,采用双重、叠瓦式连续缝合技术:缝合修补腹横筋膜并重建内环口、在精索后方缝合联合肌腱和腹股沟韧带、在精索前方缝合腹外斜肌腱膜)。

无张力疝修补术包括:平片修补手术(Lichtenstein 手术;以补片缝合于腹股沟管后壁,直接修补加强后壁)、疝环充填式手术(Rutkow 手术;以圆锥形疝环填充物塞入内环或缺损处并缝合固定,再用补片缝合修补腹股沟管后壁)以及双层补片修补手术(利用双层补片对耻骨肌孔范围的腹膜前间隙和腹股沟管后壁进行双重修补)等。

腹腔镜疝修补术也是一类无张力疝修补术,主要包括:腹腔内补片修补术(IPOM)、经腹腹膜前补片植入术(TAPP)、全腹膜外补片植入术(TEP)。TAPP和 TEP 都是腹膜前修补的一类手术,是目前临床中常用的腹腔镜疝修补手术。行腹腔镜疝修补术需采用全麻,且费用高,这些是其主要缺点。

三、股疝

疝囊通过股环、经股管向卵圆窝突出的疝,称为股疝。

【诊断】

临床表现:老年妇女多见,肥胖者易被忽略。肿块多较小,表现为腹股沟韧带下方卵圆窝处一半球形的突起。因疝囊外有很多脂肪堆积,平卧回纳内容物后,疝块有时并不完全消失。股疝易嵌顿,嵌顿时常伴有阵发性腹痛、恶心、呕吐等急性肠梗阻表现。

【鉴别诊断】

1.腹股沟斜疝　位于腹股沟韧带的上内方,股疝则位于腹股沟韧带的下外方。较大股疝疝块的一部分位于腹股沟韧带下方,另一部分可伸展至腹股沟韧带上方。探查外环是否扩大,有助于两者的鉴别。

2.脂肪瘤股疝　疝囊外常有的增厚脂肪组织层可能被误诊为脂肪瘤。两者的不同在于脂肪瘤的基底并不固定,活动度较大,股疝基底是固定而不能被推动的。

3.肿大的淋巴结　嵌顿性股疝常误诊为腹股沟区淋巴结炎。

4.大隐静脉曲张结节样膨大　可表现为站立或咳嗽时增大,平卧时消失。压迫股静脉近心端可使结节样膨大;此外,下肢其他部分同时有静脉曲张对鉴别诊断有重要意义。

5.髂腰部结核性脓肿　可在腹股沟区表现为一肿块,有咳嗽冲击感,且平卧可暂时缩小。但脓肿多位于腹股沟的外侧部分、偏髂窝处,且有波动感。检查脊柱常可发现腰椎有病征。

【治疗原则】

1.应尽早手术治疗,以防止发展为嵌顿疝或绞窄性疝。

2.腹股沟上作切口时,切除疝囊并高位结扎,按照 McVay 修补。

3.腹股沟下作切口时,于疝囊颈部切断,高位结扎,修补股管。

在股疝非嵌顿时,可采用疝环充填式无张力疝修补手术,在疝囊回纳后用网塞置于股环处,但无须再用成形补片置于网塞浅面。股疝嵌顿后手术方法的选择视局部感染的情况而定。

四、切口疝

切口疝是发生于腹壁手术切口处的疝。

【诊断】

临床表现：多见于腹部纵行切口，最常发生切口疝的是经腹直肌切口，尤其是下腹部切口。诱因有术中术后处理不当（如缝合不当、切口感染）、贫血、低蛋白血症或营养不良造成术后愈合不良以及术后腹内压增高（如咳嗽、腹胀、呕吐等）。常有消化不良、腹胀、隐痛等症状。腹壁切口有肿块突出，平卧可消失，可清楚摸到疝环边缘。疝不易发生嵌顿。

【治疗原则】

1.年老体弱、不能耐受手术或有顽固性咳嗽者可用弹性绷带包扎。

2.主要采用手术治疗。单纯修补术适用于疝较小（疝环最大径＜3cm）、缝合没有张力时。对于疝环巨大，周围组织萎缩，缝合张力较大时，应以人工合成材料或自身组织进行疝成形术。一般疝环最大径≥5cm时，最好采用修补材料修补。补片置入在腹壁的位置，可以为筋膜前（或腹膜前）肌下置入补片、肌前补片修补和腹腔内补片置入手术（IPOM）。置入的补片要超过疝环缺损缘3～4cm。聚丙烯和聚酯补片不能直接接触肠管。间断缝合固定补片时应使用不可吸收的合成缝线。

五、脐疝

疝通过脐环突出的疝称脐疝，分小儿脐疝和成人脐疝两类。

【诊断】

临床表现：婴幼儿脐疝为先天性脐部发育不全，大多于脐上方出现肿块，一般直径1～2cm，啼哭、站立和用劲时增大、紧张，易还纳入腹腔。成人脐疝多发生于中年肥胖经产妇女，可有消化不良、腹部不适或隐痛。脐部出现半球形肿块，有咳嗽冲击感。因疝环小，较易发生嵌顿和绞窄。

【治疗原则】

1.2岁以内婴幼儿，疝口＜1.5cm者有自愈可能，可暂不做手术。

2.2岁以上的儿童或成人，应尽早手术。高位切断结扎疝囊，缝合两侧腹直肌鞘。

因脐疝传统张力修补复发率高，目前多采用无张力疝修补术：网塞充填修补或网片腹膜前修补。

六、白线疝

白线疝为发生于腹壁正中线（即白线）不同部位的疝，大多数在脐上，也称上腹疝。

【诊断】

临床表现:白线疝一般较小,内容多为大网膜,易成为难复性疝,但不易嵌顿。可有上腹疼痛、消化不良等症状。疝块还纳后,可在白线区扪到空隙。

【治疗原则】

1.小的白线疝如无症状,不需治疗。

2.疝较大有症状者,应手术治疗。结扎切断疝囊,并缝合或修补白线上的间隙。

七、腰疝

自腰三角间隙突出的疝,称为腰疝。腰三角间隙有两个:上腰三角间隙,上界是第 12 肋骨和后下锯肌,内界为髂棘肌,外界为腹内斜肌上缘,底为腹横肌腱膜;下腰三角间隙,前界为腹外斜肌,下界为髂骨嵴,后界为背阔肌前缘。

【诊断】

临床表现:多发生于老年消瘦的妇女。腰部可见一易复性疝块,有咳嗽冲击感。巨大者,有牵拉不适和消化不良等症状。较少发生嵌顿。

【治疗原则】

1.无症状者,可用弹性绷带紧束。

2.有症状者,需手术修补。方法是切除疝囊,利用肌肉带蒂或周围筋膜作重叠缝合填补疝孔。

八、闭孔疝

经闭孔管突出的疝,称为闭孔疝。闭孔内口有腹膜,外口在闭孔肌的外上方、耻骨肌的深层。

【诊断】

临床表现:多见于消瘦的老年妇女。因闭孔神经受压而出现股部和膝关节内侧的局部刺痛、麻木和异常感觉。咳嗽或用力时,疼痛加剧;患肢处于屈曲、内收和内旋位时,疼痛减轻。疝位于耻骨肌的深层,股三角区的下端,闭孔肌的上方,耻骨肌和内收长肌之间。直肠或阴道指检可发现骨盆前壁有条索感的疝囊颈部。易发生嵌顿和绞窄。

【治疗原则】

手术治疗。可作腹部切口,拉出疝内容物,将疝囊翻转拉入腹腔,切开疝囊,对合缝合闭孔内肌和闭孔筋膜,贯穿缝合疝囊颈,切除疝囊。

九、半月线疝

【诊断】

临床表现:疝常位于髂前上棘至脐部的连线和半月线的交叉处,在腹外斜肌深层。不易诊断,多因嵌顿手术时发现。

【治疗原则】

手术治疗。切口取在疝块上,回纳内容物,缝扎疝囊颈,切除疝囊,缝合腹横肌腱膜缺损。

十、造口旁疝

造口旁疝是一种与造口有关的腹壁切口疝。

【诊断】

临床表现:造口旁质地柔软的可复性肿物是其典型表现。早期者可不明显,疝较大时膨出明显,立位时腹部出现坠胀牵拉感及疼痛,还可压迫肠造口妨碍排便;少数患者因肠管疝人造口旁间隙,并粘连成角而造成嵌顿性或绞窄性肠疝。体检可触及造口旁缺损即疝环,听诊肿物可闻及肠鸣音。CT 检查可以辅助诊断,同时可以判断疝环大小、疝内容物情况。

【治疗原则】

1.非手术治疗　大多数患者可采用保守治疗。应用一个合适的、带塑料圈的腹带包扎可缓解症状,并可预防其发展。

2.手术治疗　非手术治疗失败,且出现下列情况之一者:造口旁疝大、影响外观或出现难治性造口周围炎,妨碍造口护理;造口位置不满意或需关闭肠造口;合并肠脱垂致造口狭窄或功能不满意;有急性绞窄性肠梗阻表现或潜在危险者。

手术方式包括:造口易位术(适用于原位修补失败者或原造口位置选择不当者)和疝原位修补术;后者又分为传统的疝修补术、开放式无张力疝修补术(平片筋膜外修补法,即 onlay 补片修补;腹腔内垫网法,即 inlay 补片修补)、腹腔镜疝修补术。

十一、嵌顿疝和绞窄疝的处理原则

1.嵌顿疝具备以下情况者可试行手法复位。年老体弱、伴有严重疾病不能耐受手术、嵌顿时间短(一般不超过 4～6 小时)并估计无肠管坏死者。患者头低足高卧位,在止痛、镇静的条件下,持续缓慢将疝块推回腹腔。还纳后应观察 4～6 小时,注意有无腹膜炎表现。如出现腹膜炎应及时剖腹探查。

2.除以上情况外,嵌顿疝应急诊手术治疗。术中根据肠管有无坏死决定手术方式:如肠管尚未坏死,则可将其送回腹腔,按一般易复性疝处理;不能肯定时,可在肠管系膜根部注射 0.25%～0.5% 的普鲁卡因 60～80mL,再用温热等渗盐水纱布覆盖该段肠管,或将其暂时送回腹腔,10～20 分钟后,如果肠壁转为红色,肠蠕动和肠系膜内动脉搏动恢复,则证明肠管尚具有活力,可回纳腹腔,疝同上处理;如肠管已坏死或局部感染严重时,则应切除该段肠管并进行一期吻合,疝只行疝囊高位结扎,不宜做修补或成形术。

3.手术中注意:嵌顿肠袢较多时,不仅要检查疝囊内肠袢的活力,还应检查位于腹腔内的中间肠袢的活力;切勿把活力可疑的肠管送回腹腔;少数嵌顿性或绞窄性疝,临手术时因麻醉松弛腹壁而自行回纳。此时,必须仔细探查肠管,以免遗漏坏死肠袢于腹腔内,必要时另作腹部切口探查。

十二、腹腔镜疝修补术

(一)经腹腔腹膜前修补术(TAPP)

【适应证】

单侧或双侧腹股沟疝;复发疝(腹膜前间隙完整者)。

【麻醉方式】

气管内全麻。

【手术方法】

1.体位　平卧位。

2.打孔

(1)脐缘切口:10mm Trocar,气腹;置入电视镜。

(2)健侧脐旁切口:10mm Trocar,术者操作孔,分离钳、超声刀、钉合器(EMS、锚状钉等)。

(3)健侧下腹部切口:5mm Trocar,术者操作孔,双极电凝、分离钳等。

3.步骤

(1)观察疝环与腹壁下血管的关系。

(2)于疝环上方剪开腹膜,游离腹膜前间隙。

(3)如果疝环小,可将其一并游离并还回腹腔;如果疝环较大,可将其横断。

(4)选择适当大小的补片覆盖耻骨肌孔(8～10cm 的圆形、椭圆形或长方形补片)。

（5）将补片固定于腹壁，内侧要求固定于耻骨联合后方。

（6）缝合腹膜裂孔，术毕。

术中注意将腹壁下血管、精索等结构"腹壁化"。

（二）经腹腔镜完全腹膜外修补术（TEP）

【适应证】

单侧或双侧腹股沟疝；复发疝（腹膜前间隙完整者）。

【麻醉方式】

气管内全麻。

【手术方法】

1.体位　平卧位。

2.打孔

（1）脐缘下方切口：10mm Trocar，"气腹"（腹膜外间隙）；置入电视镜。

（2）耻骨联合上方 3cm：5mm Trocar，术者操作孔，双极电凝、分离钳等。

（3）上述两切口连线中点处：10mm Trocar，术者操作孔，分离钳、超声刀、钉合器（EMS、锚状钉等）。

3.步骤

（1）经脐缘下方切口，逐层切开直至腹直肌后鞘，置入 10mm Trocar，置入电视镜；用电视镜向下方钝性游离，越过半月线后，达腹膜外间隙，此时再通入气体。

（2）沿腹膜外间隙向外侧游离，保留腹膜的完整性。

（3）观察疝环与腹壁下血管的关系。

（4）如果疝环小，可将其一并游离并还回腹腔；如果疝环较大，可将其横断。

（5）选择适当大小的补片覆盖耻骨肌孔（8～10cm 的圆形、椭圆形或长方形补片）。

（6）将补片固定于腹壁，内侧要求固定于耻骨联合后方，外侧固定于髂前上棘。

（7）停止输入气体，术毕。

术中注意将腹壁下血管、精索等结构"腹壁化"。

（三）经腹腔镜造口旁疝修补术

【适应证】

永久性造口、端式造口所致的造口旁疝。

【麻醉方式】

气管内全麻。

【手术方法】

1.体位　平卧位。

2.打孔

(1)脐缘切口:10mm Trocar,气腹;置入电视镜。

(2)根据疝的位置、大小选择另两个 Trocar 位置,并以其作为术者的操作孔。

3.步骤

(1)游离腹腔内的粘连。

(2)完全、清晰显露旁疝(腹壁缺损)的位置、大小。

(3)选择合适的造口旁疝专用补片,环绕造口肠段并完全覆盖旁疝的腹壁缺损。

(4)将补片固定于腹壁,要求补片周边超过腹壁缺损 2~3cm。

术者注意所选补片的材质,是否能面向腹腔接触肠管等。

参考文献

1.杨春明.实用普通外科手术学.北京:人民卫生出版社,2014.

2.李德爱,陈俊强,罗华友.普外科疾病围术期药物的安全应用.北京:人民卫生出版社,2017.

3.徐健,胡志前.普外科医师查房手册.北京:化学工业出版社,2016.

4.朱上林,黄育万.普外科手术并发症的早期诊断和处理.北京:世界图书出版社,2013.

5.王跃东,叶再元.实用普通外科内镜手术学.湖北:华中科技大学出版社,2012.

6.田姣,李哲.实用普外科护理手册.北京:化学工业出版社,2017.

7.方国恩,毕建威.普外科手册(第3版).上海:上海科学技术出版社,2014.

8.朱正纲.实用普外科医师手册.上海:上海科学技术出版社,2013.

9.李敬东,王崇树.实用临床普通外科学教程.北京:科学出版社,2017.

10.甄莉,宋慧娟,叶新梅.普通外科护理健康教育.北京:科学出版社,2017.

11.陈孝平,易继林.普通外科疾病诊疗指南(第3版).北京:科学出版社,2017.

12.张忠涛.普通外科围术期管理及并发症处理经典病例解析.北京:人民卫生出版社,2017.

13.吴肇汉,秦新裕,丁强.实用外科学(第4版).北京:人民卫生出版社,2017.

14.赵玉沛,陈孝平.外科学(第3版).北京:人民卫生出版社,2015.

15.王志伟,查文章,陆玉华.外科学.北京:科学出版社,2016.